森田洋之

# 日本の医療の不都合な真実

コロナ禍で見えた「世界最高レベルの医療」の裏側

GS 幻冬舎新書 600

# はじめに

私は感染症専門医ではありません。「内科から皮膚科、小児科まで何でも診るけれど何もできない」と揶揄《やゆ》されるような一介の町医者です。新型コロナウイルス感染症についても、疑いのある患者さんを保健所などのＰＣＲ検査に紹介したぐらいで、実際の治療に関わったことはありません。

そんな私がなぜ、このような本を書くのか。その理由は大きく二つあります。

一つは、しばしば「世界最高レベル」と称される日本の医療の裏側にある構造的な矛盾や問題点を知ってしまったことです。私はもともと経済学部出身であること、また、財政破綻をした夕張市で医師をしていたという経験から、日本や世界の医療全体を俯瞰することに多くの時間を割いてきました。その結果、一般には知られていないさまざまな問題が見えてきたのです。

もう一つは、今回のコロナ禍を機に、それらの矛盾や問題点が、日本の医療全体ひいては国民生活に大きくのしかかるのを体感したこと、そしてそれが世間でまったく認知されていないことです。

私は新型コロナ発生以来、ずっとデータを追いかけてきました。当初は私も「恐ろしい感染症が発生した」と恐怖感をもって事態の推移を見守っていました。しかし毎日データを見ているうちに、その気持ちは変化していきました。日本を含む東アジア全体は、欧米とはまったく違う統計的な動きを（理由はさておき結果として）示していたからです。

私の見方は医療経済ジャーナリストとしてのもの（国別・年齢別の感染者数・死者数が結果としてどうなのかといった統計的・帰納法的視点）であり、普通の医師のそれ（ウイルス遺伝子の配列や免疫学的機序などの基礎理論的・演繹法的視点）とは少し違うかもしれません。そして統計からわかるのは、新型コロナの東アジア各国の死亡率は、欧米の約100分の1だという事実です。

また、日本では2020年7〜8月に感染者数が増加し、第2波の大波が危惧されました。しかし、この「はじめに」を書いている8月末現在、結果として第1波よりも小波で終わりそうです。

そもそも、第1波最高潮の4〜5月でさえ、日本では超過死亡（例年の死者数をもとにした予想死者数を超えた分の死者数）がほぼ発生していなかったのです。

たしかに欧米では本当にひどいコロナ被害が出ました。死者数が例年の2倍にもなってしまった国がいくつもあります。しかし日本はそうではなかった。日本全体のコロナ騒動は、欧米のそれのイメージに引っ張られ過ぎたのではないかと、私には思えてなりません。

とはいえ、私は本書で「今後もコロナの大流行はない」と予言したいわけでも、「コロナなんて大したことない」と断言したいわけでもありません。コロナ患者を受け入れ、激務をこなされた医療従事者のみなさんにはもちろん大いなる敬意をもっていますし、私自身「現場の医療従事者のみなさんの仲間であり味方でありたい」と思っています。

私が本書で訴えたいのは、「新型コロナ及びその他医療業界全体のさまざまなデータを事実としてしっかり認識し、それらをマクロな視点で評価・分析することで見えてくる、日本の医療の構造的な問題」です。

ここで7つの質問をします。みなさんはこのうちいくつにYESと回答されるでしょうか？

①病床が多いと平均寿命が延びる？
②全国どこでも同じような医療が受けられる？
③医師が忙しすぎるのは医師不足だから？

④医療も市場原理に任せるほうがうまくいく？
⑤地域の病院は減らしてはいけない？
⑥公立病院の赤字は税金の無駄遣い？
⑦病院がなければ高齢者は幸せに生きられない？

答えは7問ともNOです。一般的には当然YESと考えられているようなこれらの事柄は、実はすべて誤解です。

本書では、これらのことが誤解だと納得していただけるよう、新型コロナ関連をはじめとして日本や世界の医療・介護に関わるさまざまなデータを提供し、私たちの人生観・死生観についても問題提起しています。

このページをめくった向こうには、「あなたの知らない新たな世界」が待っています。本書をすべて読み終わったあとには、医療・介護だけでなく社会全体の見え方がいままでとはまったく変わっているはずです。

それでは、本編に入りましょう。

本書がみなさんの人生に少しでもお役に立てることを祈りながら。

# 日本の医療の不都合な真実／目次

編集協力 佐藤美奈子
図版・DTP 美創

# 第1章 コロナ禍で起きた「おかしなこと」

## 日本で「医療崩壊」は起きていない

今回のコロナ禍で、日本では一部を除いて、いわゆる「医療崩壊」は起きませんでした。「一部を除いて」と書いたのは、感染者が急増した時期には、実際に患者数がキャパシティを超える医療機関が都市部で複数あったからです。

時間軸で見ると、イタリアで医療崩壊が始まった3月初旬頃から、「日本でも医療崩壊が起きたら大変だぞ」といった空気が醸成され始めました。実際にイタリアでは、病院が新型コロナウイルスに感染した患者を収容しきれず、医療供給体制が逼迫しました。救えるはずの命が救えなくなる事態が発生していたわけです。

イタリアの次にはニューヨークでの「医療崩壊」の模様が、衝撃をもって伝えられました。市内の病院が新型コロナ感染症の患者であふれ、ＩＣＵ（集中治療室）は満杯状態となり、セントラルパークに仮設の「野戦病院」が出現したりしました。治療にあたる医療従事者たちが次々に感染して倒れている様子や、一気に重篤《じゅうとく》化した若者の動画などを通して、このウイルスの恐ろしさ、深刻さが報道されました。

おそらく、このイタリアとニューヨークにおける「医療崩壊」の印象が、日本人の多くが抱く「医療崩壊」のイメージに現実味を与えました。「これと同じようなことが起きたら大変だ」との思いを強めたのです。

ただ、今回のコロナ禍が一段落ついてみて確実に言えるのは、大まかに言って日本では「医療崩壊」は起きなかった、ということです。

## 毎日全力でデータを追いかけて見えてきたこと

私自身が今回の新型コロナウイルスをめぐる動きにどういう気持ちで接してきたのか、振り返ってみます。

最初に中国・武漢で感染者が発生したとの報道があり、次に、日本国内の感染者報道で一気に注目されたクルーズ船「ダイヤモンド・プリンセス号」をめぐる一連の動きがありました。さらにその後、話題の中心はイタリアやニューヨークなど欧米方面に移っていきました。この頃までは私自身、「これは本当に、ヤバい感染症が来た！」と思っていました。実際、ニューヨーク近辺に住む友人たちにも「これが2週間後の日本の姿だから、日本はきちんと準備しておかなければいけないぞ」と言われたりしたのです。

私は事態を日々注視しました。不安も強く、かなり警戒していましたので、得られるネット情報はすべてと言っていいほど毎日チェックしていました。そして「本当に日本でパンデミックが起きたら、医療体制は耐えられるのだろうか？　医療崩壊しないだろうか？」という思いも強まりました。ところが、全力でデータを毎日眺めていくうちに、次第に危機感が薄れていきました。私の中で、当初恐れていた方向には進まない確率が日に日に高まっていったからです。

データというのは、日本の感染者数や死亡者数、重症者数、および世界各国におけるそれらの数です。これらを毎日チェックしていると、１日ごとに肌感覚として、「日本で医療崩壊が起きることは、まずないな」との思いが強くなっていきました。ただ、これは私が統計を毎日見ていたために感じたことです。統計に触れたりせず、主にテレビ報道による印象しか与えられない一般の人は、そうした肌感覚はなかなか得られなかったはずです。

テレビではずっと「怖いぞ」「気をつけろ」というイメージが強調される状況でした。アナウンサーやキャスターの深刻そうな顔は、具体的なデータ・数字以上に視聴者に対して恐怖感を抱かせたでしょう。事実としてのデータは刻々と動いているのに、コロナ禍に対する印象はアップデートされていかない。

実際、ニューヨークの知人に注意された２週間を過ぎても日本では感染が大きくは広がらず、死亡者数もそれほど増えませんでした。死亡者数のレベルはアメリカ・イギリスなどの欧米と比較しておよそ１００分の１程度で落ち着いたのです。

世界の他の国々の状況を見ても、死亡者数のピークが一度過ぎれば、上向きになることはほぼありません。中国も韓国も、その他欧米の国々も、死亡者数がピークを迎えその後収束して長く経ちますが、死亡者数はずっと落ち着いています（感染者数は検査数に大きく依存するので、7～8月の東京・大阪や全国の感染者増など、見かけ上第2波に見えることはあります。その場合でも、重症者・死亡者数は上昇しない、または小山でおさまることがほとんどです）。地域や時期によって多少の再燃はあるかもしれませんが、この全体としての傾向はおそらく変わらないでしょう。こう考えると、日本はこのままうまくコロナ禍をやり過ごせるのではないかと――統計を見ていると――思えてくるのです。

私が当初抱いた危機感や不安は、こうして日に日に薄まっていきました。

## 欧米を襲ったのはゴジラ、東アジアはジャガー

イタリアやニューヨークと日本では、何が違ったのでしょうか。まず感染者数が圧倒的に違います。日本はイタリアより一桁、アメリカより二桁も少ない。死亡者数も圧倒的に少ない数字です。

人口１００万人あたりの死亡者数ではこれだけ違います（２０２０年8月31日現在[*1]）。

アメリカ　５５３人

イタリア　５８７人

## 検査陽性者数

累計68,712名

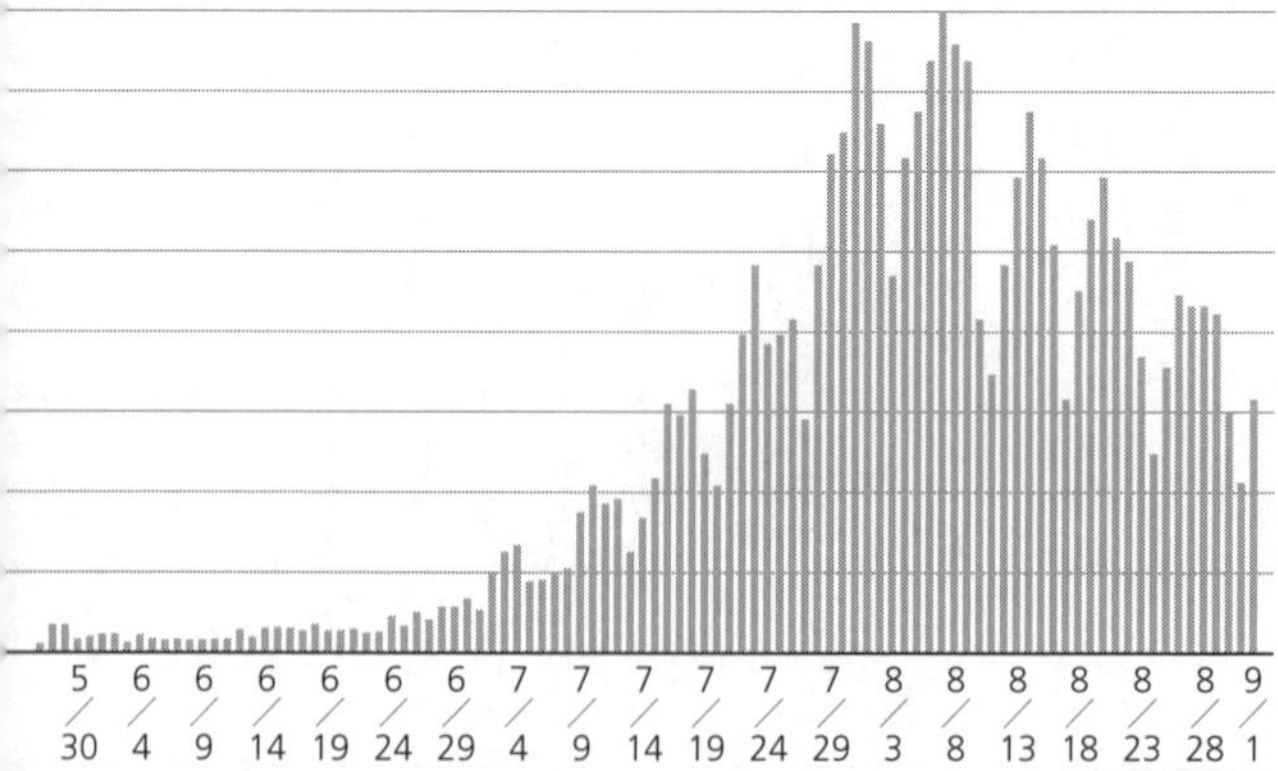


出典：東洋経済オンライン

## 死亡者数

累計1,306名

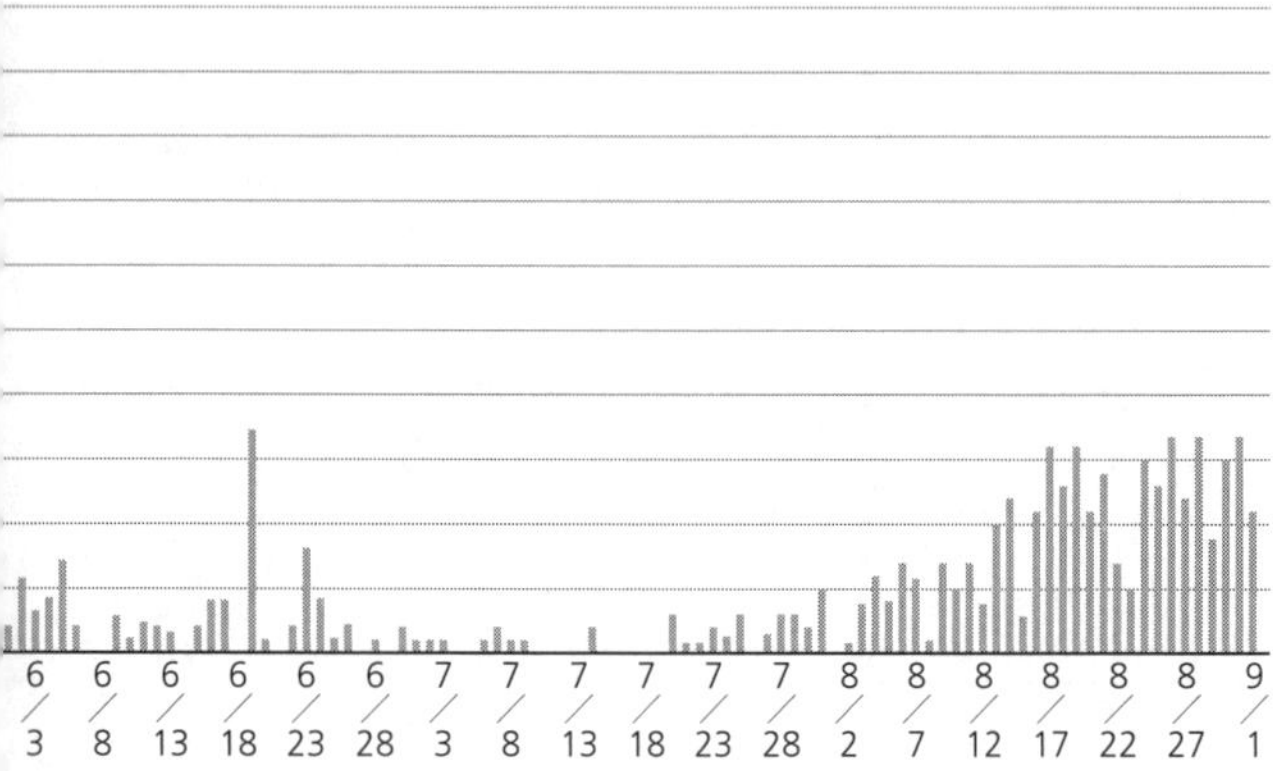


出典：東洋経済オンライン

図1-1 日本の

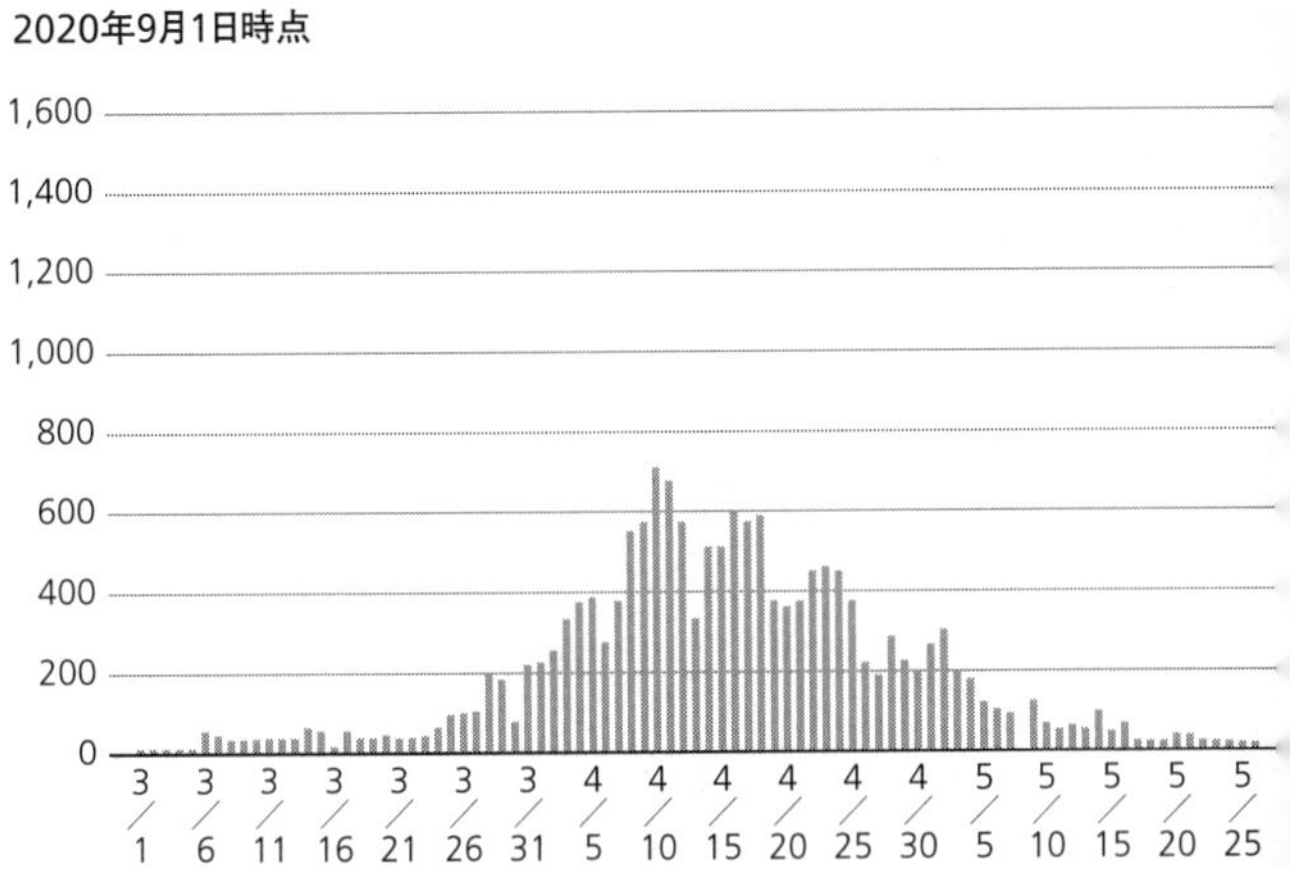


図1-2 日本の

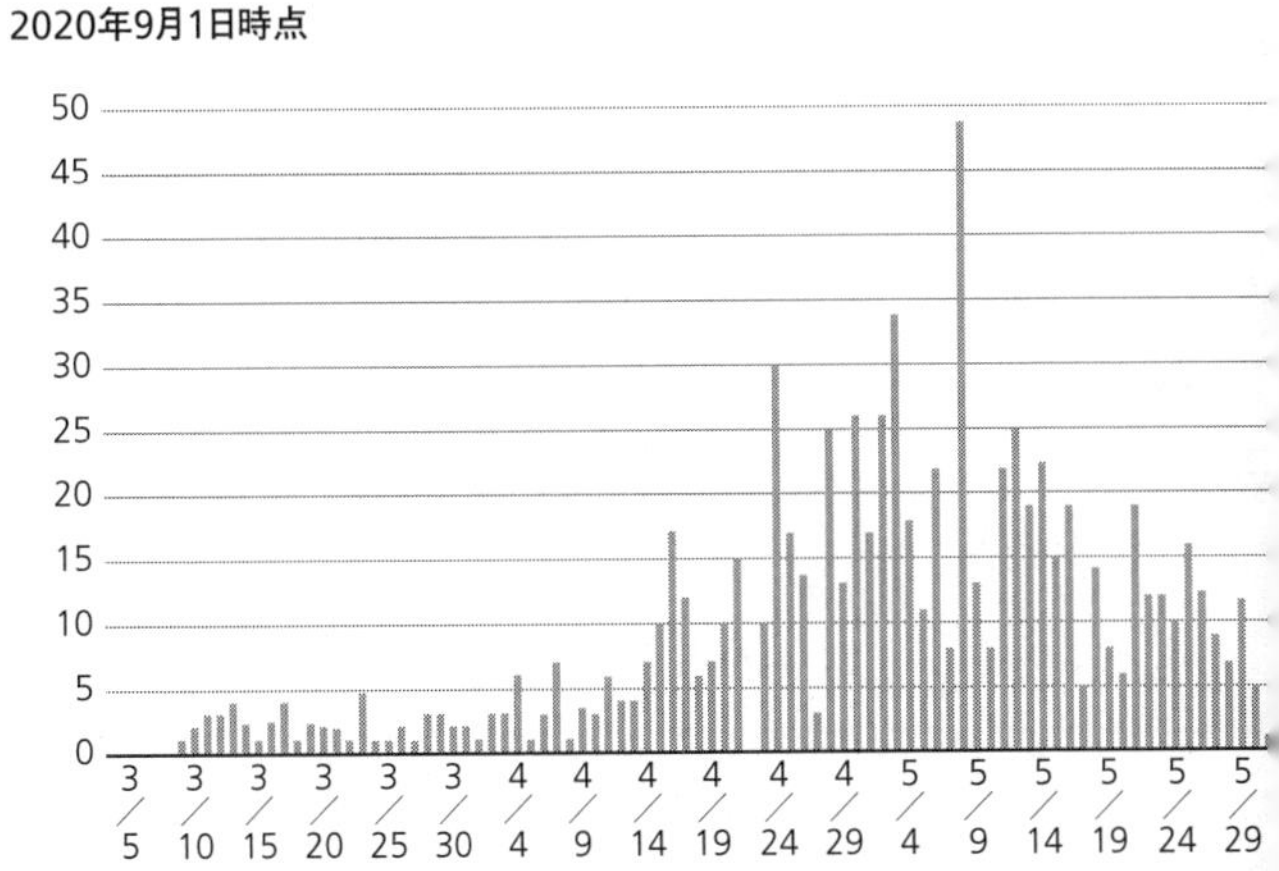

日本　10人

中国・韓国・台湾などの東アジア各国も少なく、いずれも10人以下です。つまり、欧米には体長１００メートルの平成ゴジラが上陸して大暴れ、街中大パニックで死亡者も多数出たけれど、東アジアには体長１メートルのジャガーが１匹現れた程度だった、ということです（もちろん、ジャガーも怖いのですけれど……でも捕獲は容易でしょうし、ゴジラとは被害の差が歴然です）。

新型コロナ関連肺炎の発症が最初に伝えられたのは、中国の武漢でした。そのニュースがセンセーショナルだったため、武漢が記憶に留められました。そのせいか、中国は感染者数や死亡者数が非常に多いイメージがあるかもしれませんが、実は中国は１００万人あたりの死亡者数で言うと約３人です。韓国は約６人。日本は、最初はもっと低かったのですが、次第に増えて韓国を超え、約10人です（２０２０年８月31日現在[*2]）。

## 日本では「超過死亡」がほぼ発生していない

死亡統計に関する「超過死亡」という概念があります。平年のデータから想定される死亡率・死亡者数を超過した数値のことです。

新型コロナのパンデミックにより莫大な死者が出た欧米など諸外国では、この超過死亡が大きく発生していました。年初から今年の7月にかけ、例年のその時期と比べて、フランスで31％増、アメリカで23％増、イタリアで44％増、スペイン56％増、ペルーでは１４９％も死亡者が増えていたのです[*3]。

では日本ではどうでしょうか？　厚生労働省の報告[*4]と国立感染症研究所の報告[*5]の2つがありますが、どちらも「日本では超過死亡はほぼ発生していない」と報告しています。このことからも、欧米に来たのがゴジラだったのに対し、日本に来たのはジャガーだったことがわかります。

たとえ今後、4〜5月の第1波と同程度の第2波が来たとしても、日本の超過死亡にはほとんど影響しない、ということが予想されます。

日本の防疫対策やクラスター対策が功を奏したからこの結果になったのでしょうか？　私はそうは思いません。なぜなら次で説明するように、日本はこの春までの期間に、中国人旅行者を、莫大な死者を出した欧米諸国の何倍も受け入れていたからです。

## 日本は中国人観光客をアメリカの3倍受け入れていた

当たり前ですが、感染症は地理的に近いところから感染が拡大していきます。ですので、感染発生国である中国に近い日本は地理的にとても危険な位置にあったと言えます。ただ、いまはグローバル時代です。自動車や鉄道・船・飛行機で人々は移動します。その分感染症の広がりもグローバルになるでしょう。そうならないように世界各国は旅行者の国内流入を大きく制限しました。さらに国内での移動まで制限した国もあります。これがロックダウンです。

では、結果としてどれくらいの国内流入が制限され、その反面どれくらいの旅行者が中国から各国へ移動したのでしょうか。

代表的な国としてアメリカと日本の、1～2月の中国人観光客受入人数を調べたところ、以下のような数字でした[*6]。

日本　　101・1万人
アメリカ　35・3万人

この通り、新型コロナウイルスの発生国である中国人の海外旅行先として、日本はコロナ感染拡大下の1～2月でアメリカの3倍の100万人を受け入れていたことになります。これは圧倒的に世界ナンバーワンの受入数と言っていいでしょう。他の欧米諸国への中国人観光客の流入はアメリカよりももっと少ないと思われます。例年、欧米の中ではアメリカが中国人の海外旅行先人気ナンバーワンなので。

この状況で、中国から持ち込まれたウイルスの量がアメリカより少なかったと考えるのはかなりの無理があります。

## 同じ病気とは思えないほど違う死亡率

中国人の流入はアメリカの3倍あったのに、死亡者数は真逆の結果となりました。アメリカの死亡者数は人口１００万人あたりで見ると、５５３人です。日本は10人。桁が違います。アメリカの死亡率を見ると、新型コロナが「ゴジラ」レベルだったことがわかります。イギリスはもっと多く６１１人、フランスは４６９人。イタリアは５８７人。ドイツが欧米の中ではかなり少ないのですが、それでもやはり１１１人にはなります[*7]（２０２０年8月31日現在）。

１００万人あたりの死亡者数で考えたとき、10人以下のレベルの国と、６００人を超える国がある。何も知らない人がこのデータを見たら、同じ病気ではないのでは？　と思っても不思議ではありません。

この理由が何なのかは、諸説あります。山中伸弥さんはファクターXと呼んでいます。たとえば「欧米に入ったウイルスは東アジアで流行したものから変異した強毒のウイルスである」という説があります。

ただ、これは日本はじめ東アジア各国にもすでに早くから強毒ウイルスが入っていたようで、可能性は低そうです。

その他、

・高いマスク着用率
・優秀なクラスター対策
・国民全体での行動自粛、大規模イベントの休止、全国での休校などの対策
・ハグや握手の習慣がない
・大声での会話などが少ない
・医療従事者が頑張ってくれたおかげで、オーバーシュート・医療崩壊せずに持ちこたえられた

などありますが、これらは
「日本には当てはまるけれど、中国・韓国・台湾など死亡率が圧倒的に低い東アジアすべての国や地域に当てはまるものではない」
もしくは
「欧米でも同様の対策・習慣はある」
百歩譲って
「効果はあったかもしれないが、死亡率１００倍の差を説明するには無理がある」
ものばかりです。
その点、以下の、

・何らかのアジア人特有の遺伝的要因
・アジア各国はBCG（とくに日本株・ロシア株）接種率が高く、また結核の既感染者も多い
　→自然免疫の賦《ふ》活《かつ》化
・既存のコロナウイルスがアジアで流行していたことによる交差免疫での排除

などはアジア全体に共通する話ですので可能性が高そうです。ただ、一つ目の「アジア人特有の遺伝的要因」は、欧米在住のアジア人の死亡率がそんなに低くないことから可能性は低いでしょう。

となると消去法で、

・BCG仮説

と

・既存のコロナウイルスによる交差免疫（仮説）

が残ります。

どちらも直接証明されたわけではないのですが、東アジアの各国が欧米に比べて軒並み死亡率100分の1という、偶然では説明できない驚異的数字を、なんとか説明してくれるものかもしれません。

## 東アジアの低い死亡率をめぐるBCG仮説とは？

あまり知られていないかもしれませんが、実は免疫機能には抗体を介さない「自然免疫」というものがあります。

特定のウイルスや異物を認識して攻撃する「抗体」による免疫を「獲得免疫」と言いますが、これは体内に入ってきたウイルスや異物を認識してから「その異物専用の抗体」を作り出す免疫反応です。これにはけっこう時間が必要で、抗体ができるまでに少なくとも数日ほどの時間がかかります。そのかわり、一度作られた抗体は、数カ月〜数十年（抗体によって大きく異なります）体内に保持・記憶されます。

一方、圧倒的に反応が早いのが「自然免疫」です。というのも、自然免疫を担当する細胞たちは、「専用の抗体」を作ることなく、異物を異物と大雑把に認識し、そのまま攻撃に移るからです。この反応は数分〜数時間で始まります。ただし、自然免疫は大雑把ですので見逃しもあります。

新型コロナウイルスの死亡率の差についても、この自然免疫の見逃しの有無が大きく関与している可能性があります。

前述の通り、日本はアメリカよりも中国人観光客を3倍受け入れていました。この状況で欧米より新型コロナウイルスの国内流入が少なかった、と考えるのはかなり無理があります。つまり、「国内流入は相当数あったけれど何らかの機序で日本人はコロナウイルスをはねつけていた」と考えるほうが妥当でしょう。その「何らかの機序」の部分を「自然免疫」と置き換えると話がスッと通るようになります。

しかも、東アジアで接種率の高いＢＣＧワクチンがここに関与していることも考えられます。ＢＣＧは本来、〝結核〟の予防注射なのですが、「結核だけでなく多くの病気に対する自然免疫機能を強化する」という研究結果が、以前から数多く報告されています[*8]（これを trained immunity＝訓練免疫と言います）。

事実、ＢＣＧを実施している国は新型コロナ肺炎の死亡率が低く、逆にＢＣＧを実施していない国は死亡率が高いと報告する論文が出ています（ただし、そうではないという論文もあります）。もちろん、ＢＣＧや自然免疫の話はあくまでも「話の筋が通りやすい」上に観察研究（治療や処置などの人為的な介入をもとにした研究ではなく過去の事象を分析したのみ）の論文が出始めた、という説であって、直接証明されたわけではありません。あくまでも仮説で、今後の研究でより信頼性が増してくるのかもしれないという説なのですが、東アジアの１００分の１の死亡率を説明する「話のスッキリ度」で言うと、かなりのスッキリ度です。

## 既存のコロナウイルスによる交差免疫仮説とは？

交差免疫仮説も、スッキリ度は高いです。

これは簡単に言うと「既存の風邪コロナウイルス」にかかったことのある人の免疫記憶が「新型コロナウイルス」にも効果的だったのかも、ということです。

そもそも、コロナウイルスには昔からある旧型コロナウイルスもあります。旧型には４種類のコロナウイルスがあるのですが、これらはすべて皆さんがよく知っているまさに「風邪」のウイルスです。そしてこれら旧型にはワクチンも治療薬もありません。ただの風邪ですぐに治るのでそれでもとくに問題なかったわけです。

そんな、いままで医学的にもあまり注目されてこなかった既存の風邪コロナウイルスですが、そのウイルスにかかった人の免疫記憶がいま注目されています。

高名な医学雑誌「Cell」６月末掲載の論文にはこうあります。

「新型コロナウイルス出現前（２０１５〜２０１８年）に採取された米国健常人の保存血液20例に、新型コロナウイルス肺炎から回復した患者の血液をかけあわせ免疫反応を見たところ、20例のうち約半数（のＣＤ４陽性Ｔ細胞）が新型コロナウイルスに反応した……既存の風邪コロナウイルスに反応したことのあるＴ細胞の免疫記憶が新型コロナウイルスと交差反応する可能性が示唆された」

とのことでした[*9]。

まだ試験管内の実験レベルという限定条件がつくものの、それでもこれはとても大きな意義を持つ論文です。というのも、

「新型コロナウイルスはこれまで世界になかった新しいウイルスだけに、世界中の誰も免疫を持っていなかった」

ということを研究者も一般市民も何の疑いもなく信じていたところがありますが、この論文はそれを大きくひっくり返す可能性があるからです。

新しい論文なのでまだその評価は定まっていませんが、もしそれが本当ならば、既存コロナウイルス流行の地域差によって新型コロナウイルスに対する免疫記憶の強弱が決定的に違っていた、というストーリーも成り立ちます。

つまり、欧米では既存のコロナウイルス（もしくは新型に近い型のウイルス）の流行があまりなかったのに、東アジアではそれがあった。だから東アジアの国民にはすでに集団免疫的なものができあがっていて、だからこそ死亡率が100分の1だったのだ、というストーリー（仮説）です。

とはいえこれも観察研究をもとにした仮説であって、直接証明されたわけではありません。でもやはり東アジアの100分の1の死亡率を説明する「話のスッキリ度」は高いのです。

## 東アジアの死亡率の低さは「たまたま」ではない

そもそも、医学がいくら発達したと言っても、生物学的なすべての事象が直接証明できると考えるのは幻想でしょう。

たしかに東アジアの死亡率が欧米の１００分の１の理由として、ＢＣＧ仮説も既存コロナウイルス交差免疫仮説も直接証明されていません。私はそのどちらが正解でも、もしくはどちらも不正解でも、何の問題もないと思っています。というのも、医学で重要なのは、理論的な機序にもまして、結果としての統計的事実だからです。

全身麻酔薬の作用機序だって実はいまだ不明です。それでも、統計的に安全で有用なので、世界中の手術室で広く使われています。医学理論ですべて証明できなくても、「統計的に有用」ということの意味は、それ以上に大きいのです。

繰り返しますが、東アジアの死亡率がそろって１００分の１というのは驚異的な数字です。１００分の１が何回も連続して起こる確率は天文学的に低い確率なのです。

原因はともかく、事実として、死亡率にここまでの違いがあるわけです。そしてこれは偶然に起こることはまずないと言っていい確率です。この死亡率の違いは決定的で、新型コロナウイルスの話をするときの基本的な事実・共通概念として捉えておかねばならない部分なのですが、報道などではこれを同じようなイメージで語っているところがあります。そこはしっかりと認識しておく必要があります。ゴジラなのかジャガーなのかをしっかり認識しないと、議論が噛み合わなくなるからです。

ここまでは新型コロナウイルスの基本的なお話をしてきました。

この後は、今回のコロナ禍を通して見えてきた「日本の医療が抱える本質的な問題」について説明していきましょう。

# おかしなこと・その1

## コロナ対策病床は全病床のわずか1・9%だった

日本には約１６０万の病床があります[*10]。これは人口あたりで見たとき、ダントツで世界一の数字です[*11]。新型コロナウイルスのような未知の脅威が生じたとき、病床数の多さは本来、私たちに安心感を与えてくれるはずです。

ところが実は、新型コロナ感染対策病床として使用できた病床は、全国で３万１０００床しかありませんでした（２０２０年7月10日時点[*12]）。この数字は、日本国内の全病床の約１・９％にしかなりません。日本は世界一多い病床を持っているのにもかかわらず、新型コロナ感染対策に医療資源の１・９％しか回さなかった（回せなかった？）のです。欧米のような感染爆発が起きなかったから良かったものの、起きていたら、病床は一気にパンクし、まさに各地で医療崩壊が起きていたはずです。

## 平時の感染症病床は少なくていい

日本ではもともと、感染症指定医療機関の病床数がそんなに多くはありません。日本の全病床数は世界一ですが、感染症病床は日本の全病床の1％にも満たないのです。私が住んでいる鹿児島県を例にとれば、県内に全部で約3万3000床ある病床のうち、そもそもの感染症病床はたったの45床でした[*13]。

通常はその少ない病床すら埋まらない状況ですが、普段ならそれでいいのです。100年に1度のパンデミックに備え、感染症指定医療機関の病床を常に何万床も作っておけ、などというのは非効率な話です。ランニングコストがかかるばかりで、それこそ無駄です。しかし病床数が世界一多い国だからこそ、いわゆるパンデミックや「緊急事態」のときには、柔軟に対応できるようにしなければいけない。私はそう思っています。

実際ドイツは、数週間で一気に一般の病床を感染症のための病床に切り替えました（第3章「ドイツ」の項、参照）。本来ならば日本も、事態に合わせて迅速に対応できる体制が整っていなければいけません。

## 日本の病床数は世界一なのになぜホテル？

普段から感染症病床をたくさん作っておくのは、非現実的かつ非効率です。作っておくのではなく、普段は一般病棟として稼働している病床をパンデミックが起きたときだけ、即座に緊急事態に対応できる病室にする。そういうシステムを作っておくことが重要です。

今回のコロナ禍で、緊急事態宣言下の東京都は４８００床をコロナ専門病床として確保しました。[*14] その内訳は「病院・病床」が２０００、「ホテルなどの宿泊施設」が２８００でした。ホテルを利用することで、かろうじて患者を収容することはできました。ホテルの部屋を消毒したり、医師・看護師を配置したりしました。なんとかそういうことはできましたが、４８００床という数字は、都内12万床のうちの４％に過ぎません。しかもその４％のうちの半分以上がホテルです。これは一般の病院の病室を一時的に感染症病床にすることはほとんどできなかったということを意味しています。

世界一の病床を持つ日本で、なぜ病床がこれほど使われなかったのでしょうか。そこにやはり、制度の壁があります。

多くの人は、厚生労働省や日本医師会、あるいは市町村・大学の医局などの組織が医療機関に対し指揮・命令することができるのでは？と思うかもしれません。しかし答えはノーです。

日本の病院の7割前後は医療法人などによる「民営」だからです。[15] 厚生労働省は医療機関に対して、「病院開設許認可」や「診療報酬設定」等をおこなうことはできますが、「病床をコロナ専門にせよ」などと、診療内容の変更を直接指示する権限は持っていません。

日本医師会とは主に「町の民間開業医」（と一部の病院勤務医）の希望者だけが加入する任意団体です。基本的に任意団体であるため、全国の各病院・クリニックに対して、組織だって「感染症病床を増やしなさい」などと診療内容の変更を指示する権限は一切持っていません。

大学も同様です。最近ではかなり後退したものの、たしかにいまも大学から各病院への医師配置はおこなわれていて、その意味では人事権の一部は大学が握っていると言えます。しかし、人事権と診療内容の変更指示はまったく別のものです。大学の医局に診療内容の変更を指示するような権限はありません。

唯一、地方自治体（県や市町村）は自前の組織として市立病院や県立病院を持っていることが多いため、指揮命令系統を保持していると言えなくもありません。ところがそもそも公立病院の数は民間病院の5分の1〜4分の1しかない上に、[16] 現状ではなかなかその指揮命令系統も活用できていないようです。

その権限を行使した例の一つが大阪市・大阪府が発表した「大阪市立十三《じゅうそう》市民病院」への措置でしょう。大阪府と大阪市は市立病院という指揮命令系統を生かし、中等症コロナ患者専門病院化に踏み切りました。大阪の首長の強いリーダーシップが発揮された好例と言ってもいいと思っています。

## 「ホテルか病院か？」に隠れた本質的な問題

ホテルを病院として扱うことが悪いわけではありません。ホテルはアメニティやユニットバスなどが整っていて、快適な療養環境という意味では病院より適した面もあるでしょう。しかし、たとえ軽症患者でも、一気に重症化して自宅で死亡する例も報告されました（4月24日の埼玉県の2例ほか）。快適さを優先していると本末転倒に陥ります。

また、精神科病床や療養病床など、感染症専門化への対応が難しい病床が日本には多いのも事実です。しかし精神科病院でも療養病院でも、レントゲンやCTのある病院は多くあり、多数の医療スタッフも常駐しています。無症状・軽症者に対しても医療的に万全を期すのであれば、ホテルよりもスピーディーに医療対応が可能なこれらの病院のほうが好ましいことは容易に想像がつきます。

ホテル側はこの事態を機に観光客が激減し、空き部屋が大量にありました。ですので、ホテルをコロナ感染病床として使用することは行政とホテル双方にとってメリットがあったことは確かです。

そうした事情を踏まえたとしても、やはり病床数が世界一であるにもかかわらず、それらが生かされなかったのはおかしな事実です。

ただ私は実は、ホテルが使われようが病院が使われようが、それ自体はさほど大きな問題だと思っていません。この根本にあるのは、日本の病院が常に満床を目指して運営されており、想定外の事態のために空床を確保しておく余裕がとりにくい、もしくは、世界一の潤沢な医療資源を有事の際にスピーディーに運用・活用することができないという医療システム上の問題です。この認識を誤ると、病床なのかホテルなのかという枝葉の部分に議論が集中してしまい、もっと本質的な問題に目が向かなくなってしまいます。これは第4章で詳しく説明します。

## コロナ禍による病院の赤字は自己責任？

たしかに日本の一部の病院は一時期「医療崩壊」に瀕しました。医療従事者が疲弊し、負担が倍増していたのも事実でしょう。

とはいえ、繰り返しますが新型コロナ患者を受け入れた病床は一部の病院であり、この時期、多くの病院ではかえって患者が減りました。医療従事者の全員が非常に忙しいというイメージを持つ人が多かったかもしれませんが、それは多くの医療現場の事実とは異なるイメージだったのです。

私が実際に医師として勤務している、もしくはコンサルタントなどで関わっている病院・クリニックを見ても、コロナ患者対策のために病床を空けたり、手術を延期したりする病院は非常に少数でした。どの病院もクリニックも、通常の外来診療や入院診療・訪問診療を継続していました。そして、コロナ対策に関係している少数の病院以外の多くの病院は患者が減り、暇になったのです。患者さんたちが病院での感染を恐れて来院しなくなったからです。ちょっとした風邪程度では、「病院に行ったらコロナをもらっちゃう」と、恐怖症のようになり病院に近寄らなくなったのでしょう。

各病院は減収につぐ減収で、2〜4月は全国の8割の病院が経営悪化したと言います。[*17] これはコロナ患者を受け入れた病院、受け入れなかった病院、どちらのケースでもです。

8月には日本病院会と日本病院協会、日本医療法人協会が記者会見し、「日本の病院の6割が、4〜6月の収支が赤字だった」と発表したことも、メディアでは大きく報じられました（とはいえ、2019年の同3団体の報告でも、5割以上の病院は赤字だったので、コロナが原因で莫大な赤字が発生したというわけでもなさそうです。このことは、「市場の失敗」や「そもそもが公的存在であるべき病院の赤字とは何なのか」という、より本質的問題に関わるところですので、第4章で詳しく説明します）。

話を戻します。結果として、コロナ患者を受け入れ、慣れない感染症対策に追われ医療崩壊寸前まで行ってしまった病院もあれば、コロナ患者を受け入れず、暇になった病院もあり、どちらも赤字になったということです。なぜこんなにバランスの悪いことになってしまったのでしょう？

コロナ患者を受け入れて経営が悪化した病院のことはひとまず措くとして、コロナ患者を受け入れずに赤字になった病院は、自己責任なのでしょうか？　対応しなかった病院のほうが悪いのでしょうか？

そんなことはありません。国からも市町村からも誰からも指示がないのに、勝手に手術を延期したり、病床を空けたり作り替えたりしても意味はないからです。ただでさえ赤字ギリギリで経営している医療機関にとって、来るかもわからないコロナ患者のために病床を空けるのは大きなリスクです。逆に収入が途絶え、医療スタッフを解雇しなければならなくなります。コロナ対応で疲弊する医療従事者を助けたいと思う医療従事者は全国にたくさんいたはずですが、病院側にとっても動くに動けない状態だったのです。

## 「いざ鎌倉」で動けない日本の医療

医師である私自身が言うのも変かもしれませんが、日本の医療は非常に高いレベルにあります。世界最高の医療レベルと言っても差し支えないでしょう。これは民間病院でも公立病院でも変わりません。実際に現場で奔走する医療従事者もきわめて優秀で、しかも過酷な労働に耐えています。ですからたとえるなら、感染爆発当時、日本の医療は次のような状態にあったと言えます。

「最強の戦力を保持しているにもかかわらず、それらを適正に配置する指揮命令系統を失ってしまったので誰も動けない。しかし敵はもう足元まで迫ってきている」

　ドイツは日本の15倍の死亡者数が出たにもかかわらず、医療体制には余裕がありました（第3章「ドイツ」の項、参照）。これは、病院の存在を「公」とみなし、指揮命令系統を一定程度保持していたことで、国中の医療資源をコロナ対策用として迅速に配備し直せたことが大きな要因と言っていいでしょう。こうした、「医療を公とみなすべき」という私の持論は、第4章で詳述します。

　このドイツのような体制が、緊急事態における「いざ鎌倉」を実現できる体制だとしたら、日本の医療は「いざ鎌倉」体制からは程遠いと言っていいでしょう。そのため病院も個々の医療従事者も、実質的には動けない。また、病院の意思決定主体は、医療法人など行政の管轄外のことがほとんどであるため、国も強制的に「動け」とは言えない。

　結果として日本では欧米ほどの感染爆発も起きず死亡者も少なくて済んだのは幸いでしたが、一部の医療従事者が激務を強いられた一方で、圧倒的多数の病院では患者が減って暇になったというありようは、やはり非常にバランスが悪いと言えます。

## おかしなこと・その2

### 体制がずさんだから院内感染が起きるわけではない

院内感染・施設内感染は、インフルエンザでも実はよく起きています。インフルエンザで「クラスター」とはあまり言いませんが、今回のコロナ禍で問題になったような院内感染は、介護施設等でもよく起きます。冬になるとよくニュースにもなるのでイメージしやすい人も多いはずです。「インフルエンザの集団感染により、介護施設で○割の人が死亡」などという見出しで報道されます。亡くなる人が何割という程度に達しなくとも、それ以下の集団感染なら日常的にも起きます。

私もインフルエンザ流行期に1日何軒も高齢者施設を回ることがありますが、そのうちの1軒や2軒ではおじいちゃん・おばあちゃんが次々にインフルエンザに感染している状況に接します。

院内感染が起きるのは、病院や介護施設の対応がずさんだったから、という話でもありません。起きるときは起きてしまうからです。とくにインフルエンザが流行《はや》ることは、当たり前と言えば当たり前な話です。どんなに防いでもこの時期はウイルスが周囲にたくさん広がっているわけですから、それらの動きを制御することはほぼ無理です。

高齢者施設でも、毎年インフルエンザの時期は面会禁止や外出禁止の措置がとられます。今年はさらに厳密でしたが、そのプチバージョンは毎年おこなわれていて、それでも院内感染は起きます。

日常生活を送っていれば、手が口にあたることも、食事のときにウイルスが入ることもあります。それは仕方がありません。それは体制がずさんだという話ではないのです。

## ウイルスを排除しようとしたらきりがない

むしろ、施設側が「感染症の管理をしなければいけない」という思いを強めるほど、生活への制限が強化されて逆効果を生むこともあります。外出も面会も何もかもダメというのはインフルエンザの季節だけならまだ良かったのですが、これが「新しい生活様式」として定着するのなら、年単位、もしくはそれ以上続くのかもしれません。

施設にいる高齢者だけではありません。ウイルスをコントロールする目的で、日本人全員が生活を大幅に制限されました。生活制限による社会への影響や個人のストレス増加がどれほどのものだったかは、一人ひとりに思いあたることがあるはずです。

厳密に感染をコントロールしようと思うときりがありません。ウイルスは目に見えないため、「万が一こんなことが起きたら大変だ」と考え始めると際限がなくなるのです。

## インフルエンザも無症状の人から検出される

新型コロナウイルスでは、無症状の人が感染を媒介すると言われています。しかしインフルエンザでも、実は調べてみると、完全無症状の人からもインフルエンザウイルスがけっこう検出されます。インフルエンザウイルスに感染した人の半分くらいは無症状で終わるのではないかと言われているのです。「Lancet」という世界的に高名な医学雑誌の論文によると、血液検査でインフルエンザに感染したと思われる人の75%は無症状だったと報告されています[*18]。

結局ウイルスはどこにでもいるし、どこから入ってくるかわからないのです。しかも、体内に入ってきたからといってその人が必ず発症するわけでもない。前述した自然免疫でも対処できるし、その後には本丸の獲得免疫もあるからです。

もちろん、手洗いやうがいなどを徹底し、ウイルスが入ってこないよう防御することは大切です。しかし、それでもウイルスを完全に排除しようとすることは非常に困難なのです。日常生活を完全防御の無菌室で過ごせればそれも可能かもしれませんが、それでは人間的な生活ができません。むしろ共存することを前提で、自分の免疫力を落とさないようにすることが大切でしょう。

ただし免疫力を自力で高められるのかと言うと、高めることは決して現実的ではありません。もちろん自然免疫の力を上げる薬もサプリメントもありません。何か特別な体操をすれば上がる、という話でもありません。ただ、下げることは簡単にできます。睡眠不足や、バランスの悪い食事等で、けっこう簡単に自然免疫の力は衰えます。当たり前のことばかりですが、こうしたことを控えることが大事です。

## おかしなこと・その3

### 死亡者のほとんどは高齢者

人工呼吸器は肺に空気（酸素を加えることもある）を強制的に送り呼吸機能を補助・代替する機械です。ＥＣＭＯ（体外式膜型人工肺）は血液を取り出して二酸化炭素を抜き、酸素を溶かして戻す装置です。肺での呼吸機能を代替します。つまり人工呼吸器もＥＣＭＯも身体機能を肩代わりする装置であって、ウイルスを殺してくれるわけではありません。

もちろん、回復できるかできないかギリギリの状態の患者さんの命を救うためにはこれは本当に有用な装置であることに間違いはありません。ただ、これら自体がウイルスを除去する治

図1-3　年齢別の死亡者数

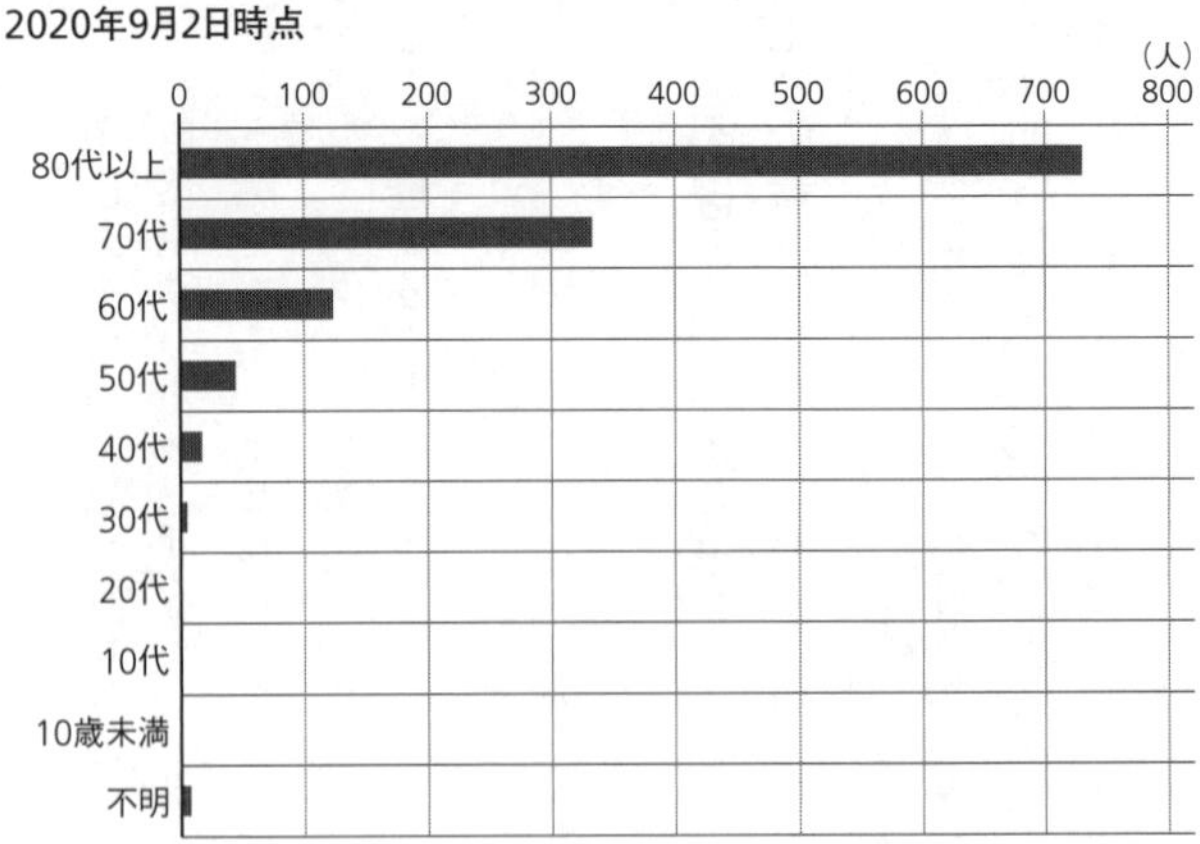


出典：東洋経済オンライン

療をしているわけではないことには注意が必要です。ウイルスを殺すのはあくまでも自分の免疫力であり、人工呼吸器やＥＣＭＯは、その免疫力が活躍してくれる時間を稼いでくれてはいても、根本的な治療をしているわけではないのです。

今回の新型コロナウイルス感染による重症者や死亡者の多くは高齢者です。10代、20代の死亡者はほぼゼロです。

統計を見れば、実際には80代以上の方々が多く亡くなっていることがわかります。しかし一般の人たちが抱くイメージは、タレントの志村けんさんや俳優の岡江久美子さんなど、比較的若い方のイメージでしょう。

私の経験から言えば、80代で肺炎で亡くなる人の多くは、体力が長い時間をかけて衰えていった末に肺炎を起こして亡くなるパターンがほとんどです。

志村けんさんや岡江久美子さんのように、それまで元気だった人が突然亡くなる場合もあったでしょう。しかし今回のコロナ禍の裏にはもっとたくさん、ずっと寝たきりだったり要介護状態だったりして亡くなった人がいたはずです。

そしてとても残念なことですが、そうしたそもそもの体力・免疫力が徐々に衰えてきた、老衰の過程を辿られている方々の肺炎に対し、人工呼吸器もＥＣＭＯもあまり効力を持たないのが実際のところです。なぜなら、前述の通り、人工呼吸器もＥＣＭＯもウイルスを殺してくれるわけではなく、実際にウイルスを殺すのは患者さんの免疫力だからです。

## 肺炎で亡くなる人すべてに人工呼吸器を付けるわけではない

前ページの図１－３を見たとき私は、「ああ、死亡者にはいわゆる老衰の過程を辿られている方々が相当数含まれているな」と思いました。

事実、厚生労働省は、ＰＣＲ陽性者については、厳密な死因にかかわらず、すべてコロナ死として報告するように、都道府県に通達しています。実際、足立区が7月11日に公表した例がそうでした。高齢者施設でクラスターが発生。ＰＣＲ検査を受け陽性だった無症状の90代女性がその後亡くなったために、「新型コロナ死」として公表され、死亡者数に計上されています。

90代で老化の階段をゆっくり降りていって亡くなる。これはとても悲しいことではありますが、ある意味自然なことです。それを無症状なのにＰＣＲ検査をして、「コロナ死」とすることに何の意味があるのでしょう。

患者さんが老衰の一つの流れとして肺炎になって亡くなるときと、そうではない肺炎で苦しそうなときとを見分ける判断や、人工呼吸器を付けるか否かという判断は簡単とは言えません。患者さんやご家族に日常的に接していて信頼関係のある医師でないと、今回のような事態では機械的に人工呼吸器を装着するという選択しかできないかもしれません。

ただ、肺炎で死亡する人は毎年10万人ほどいます[*19]。しかも、その多くは高齢者です。その人たち全員に人工呼吸器を付けているかと言えば、それはあり得ません。全員に付けていたら、「医療崩壊」が毎年起こるでしょう。

人工呼吸器を付けるかどうかを考えるのは、本当は私たち医師ではなく、ご本人とご家族です。その意見を否定せずに寄り添い、悩みを共有するのが私たち地域の家庭医、プライマリ・ケア医（身近にいて何でも相談にのってくれる、総合的な医療を行う医師）の役割なのです。感染症対応においても、その作業をきちんとできるかできないかが大きなポイントだと思っています。

## 本当に足りないのは人工呼吸器なのか?

このようなことを述べると、「それでは姥捨て山ではないか」「80歳を過ぎたら人工呼吸器は付けなくていいと言うのか」といった議論になりがちです。しかし決してそういう議論に持っていってはいけません。

病院医療や高度医療ではどうしても、救急車でいきなり連れてこられた高齢者に対して、その人の人生全体を慮《おもんぱか》るような意識になりにくいところがあります。私もかつて総合病院勤務時代はそうでした。総合病院の救急室では救急車から降りてきた、今日初めて会う人を診るのですからそれも仕方がないことです。そこでは「その人」を診るのではなく、「病気」を診ることが仕事です。病院の救急医や専門医は、この病気にはこの治療法、たとえば新型コロナウイルス肺炎には人工呼吸器というように一対一対応で進めていくことになりがちなのです。その世界観では、人工呼吸器がいくらでも必要になるでしょう。

一方で私は、プライマリ・ケアを地域で実施する、主に高齢者の人生に寄り添っていく立場にいます（「プライマリ・ケア」については、第3章「スウェーデン」「イギリス」の項で詳しく述べます）。

認知症が進んだ90代で5年間寝たきり、会話もここ1年ないというような老衰末期の方の肺炎に必要なのは人工呼吸器ではありません。ご本人の思いやご家族の思いを起点に信頼関係を築いていく、その中で腹を割って対話をすることが大事だと私たちは習っています。そういう長い時間をかけて信頼を築きながら対話をしていくと、多くのケースでおじいちゃん・おばあちゃんの緩やかな老衰の過程を静かに看取っていくことができるのです。

志村けんさんのように、まだまだ元気で一気に重症化した人はもちろん人工呼吸器を付けるべきです。ＥＣＭＯも必要でしょう。しかしそれとは別に、あの統計の裏にはいわゆる徐々に終末期を迎えつつあった人が多くいるのではないかと、私には思えます。

「人工呼吸器が足りない、足りない」と叫ばれましたが、本当に足りないのは、人生に寄り添う医療従事者かもしれません。人生に寄り添える医療従事者が増えれば、高齢者医療のための人工呼吸器もＩＣＵも病院もいらなくなるというのが、夕張で私自身が学んだことです。高度医療や救急医療、ＩＣＵがどれくらい必要かは、プライマリ・ケアがどれだけ充実しているかによって変化します。

高齢化が進む日本および世界の医療を考えるとき、このことはとても重要な論点になります。

---

＊1―札幌医科大学医学部附属フロンティア医学研究所ゲノム医科学部門：人口あたりの新型コロナウイルス死者数の推移【国別】

＊2―札幌医科大学医学部附属フロンティア医学研究所ゲノム医科学部門：人口あたりの新型コロナウイルス死者数の推

移【国別】

＊3—FINANCIAL TIMES：Number of deaths per week from all causes, 2020 vs recent years; Data updated July 13 2020

＊4—厚生労働省：人口動態統計速報（令和2年5月分）

＊5—国立感染症研究所：我が国における超過死亡の推定（２０２０年1月〜4月末）

＊6—日本政府観光局（JNTO)：２０２０年　訪日外客数（総数）／米国政府：National Travel & Tourism Office (NTTO) 米国旅行者到着データ–居住国別（ＣＯＲ）

＊7—札幌医科大学医学部附属フロンティア医学研究所ゲノム医科学部門：人口あたりの新型コロナウイルス死者数の推移【国別】

＊8—Luke A. J. O'Neill & Mihai G. Netea, BCG-induced trained immunity: can it offer protection against COVID-19?, *Nature Reviews Immunology* 20, 335–337(2020)

＊9—Alba Grifoni et al., Targets of T Cell Responses to SARS-CoV-2 Coronavirus in Humans with COVID-19 Disease and Unexposed Individuals, *Cell* 181, 1489–1501(2020)

＊10—厚生労働省：医療施設動態調査（令和2年1月末概数）

＊11—OECD Data：Hospital beds (2019)

＊12—COVID-19 Japan 新型コロナウイルス対策ダッシュボード

＊13—厚生労働省：感染症指定医療機関の指定状況（平成31年4月1日現在）

＊14—COVID-19 Japan 新型コロナウイルス対策ダッシュボード

＊15—厚生労働省：平成29年（２０１７）医療施設（静態・動態）調査・病院報告の概況

＊16―厚生労働省：平成29年（２０１７）医療施設（静態・動態）調査・病院報告の概況

＊17―一般社団法人日本病院会・公益社団法人全日本病院協会・一般社団法人日本医療法人協会：新型コロナウイルス感染拡大による病院経営状況緊急調査

＊18―Hayward AC. et al., Comparative community burden and severity of seasonal and pandemic influenza: results of the Flu Watch cohort study, *Lancet Respir Med.* 2014 Jun; 2(6): 445-54

＊19―厚生労働省：平成30年（２０１８）人口動態統計

# 第2章

# 人はウイルスとは戦えない

## 「検査さえしてもらえれば安心」な日本人

今回のコロナ禍で「医療崩壊」の危機が叫ばれていた中、日本国内ではＰＣＲ検査をめぐってさまざまな問題が噴出していました。

基本的に私は、ＰＣＲ検査は全例おこなうものではないと思っています。

そう考える理由を述べる前に、私たちが気づかぬうちに前提としているものは何かについて説明します。まず土台として、検査好きだという日本人の傾向があります。検査をしてほしい、と望む人が世界的に見ても非常に多いのです。その傾向は日本だけでなく世界にもあるものの、とくにヨーロッパでは医療従事者が患者にしっかり説明する機会を持つことで、本当に必要な検査か否かを患者が理解しやすくなるケースが普通です。

たとえば「風邪をひいたから採血してほしい」「○○が痛むからレントゲンを撮ってほしい」といった、よく聞く患者さんの希望があります。いわゆる先進国と呼ばれるヨーロッパの国にはだいたい家庭医がいて、こういう場合は患者に詳しく説明します。

家庭医とは患者が最初にかかる医師ですが、「いまの状況では○○なので、現時点では検査の必要はないでしょう。ただ、それも１００％確実なことではないし、▽▽の症状が出たときはすぐに検査しなければいけないので、そのときはすぐに来てくださいね」などと悪くなったときの保証を確保しながら話してゆきます。患者もみなそれに慣れているため、検査に重きを置く傾向が生まれにくいのです。

一方、日本の場合は検査をすれば病院にとって利益がある——検査1回につき診療報酬が付いて売り上げが上がる——ので、検査を控えない傾向にあります。経済システムの面からしても、「どんなことでも検査しましょう」という方向に進みがちなのです。そのため、少しでも心配ならすぐ検査することが暗黙の了解として日本ではまかり通ってきました。

日本では町のお医者さんでも、血液検査やレントゲン撮影くらいはすぐにできます。日本の内科でレントゲンのないクリニックはそんなにないでしょう。医師は「レントゲンを撮って、採血しましょう」とよく口にします。とくにインフルエンザの検査——鼻に棒を入れ、取り出した粘液で検査できる——は比較的簡単にできるので、流行する時期はよくおこなわれています。

そういう意味では、コロナ禍以前から、ベースとして、日本全体が検査偏重の世界観に陥っていた、ということがあります。だからこそ余計に、患者さんにも「検査してもらえれば安心だ」といった気持ちが生まれ、検査好きの傾向に拍車がかかっているところがあります。

## 検査偏重になりにくいヨーロッパの「家庭医」制度

いわゆる先進国の多く、とくにヨーロッパの国々では地域の医療と言えば家庭医制度が中心です。国によって多少違いますが、家庭医の制度がある国は、日本のように検査をすることで診療報酬が得られるような仕組みになっていません。家庭医は登録制——国民全員が誰か一人の家庭医を登録しなければいけない制度——になっています。行こうと思えば誰でも大学病院等の大きな病院に行ける日本とは異なり（日本でも2016年からは紹介状なしでの受診に特別料金がかかるようになりましたが）、体調不良があるときは最初に、家庭医のもとを訪れるのです。

家庭医の報酬は、何人の住民に登録されているか、その人数で決まることが多く、いわゆる出来高ではありません。そのため医師にとっても、どちらかと言うと検査をしない方向に進みがちです。

実際のところ、風邪で検査をしてもほとんど意味はありません。新型コロナと同様に、風邪にも根本的な治療法がないからです。鼻水を止める、頭痛を止める、咳を止めるなど、一つひとつの症状を抑える薬はありますが、これらは風邪を根本的に治す薬ではありません。つまり最終的な治療法がないなら、検査をして風邪だとわかっても、よほどの重症でなければ結局は症状を抑える薬を出すだけです。

世界的には、風邪症状で薬を出す習慣はほとんどなく、そもそも風邪をひいて医者に診てもらう習慣がない国も多いのが実情です。住民にそういう教育をして、医療知識の水準を底上げしていくことも家庭医の仕事の一つとして見られているからです。日本の医者は日々の診療に追われているのでそうした側面が前面には出ませんが、患者教育や、住民全体に対する地域に根ざしたアプローチは家庭医の大事な仕事の一つです。こうした事情が働いて、とくにヨーロッパではそもそも検査偏重の考え方になりにくいのです。

日本の病院は1回の検査で診療報酬がいくら、という仕組みになっているため、ＣＴ検査やＭＲＩ検査もしっかりおこなう民間病院が多くあります。機械を買ったら、その分を回数で稼いで減価償却しなければいけない、という身も蓋もない理由も当然あるでしょう。何億ものお金をかけて機械を買い、1回も使わなければ、どう考えても損をします。そうした理由からも、日本では検査をどんどんしていこうという動機が強くなりがちです。

## 欧米諸国が検査数拡大路線をとった理由

このように、とくにヨーロッパは基本的に検査に頼らないという特徴がありますが、今回のコロナ禍では別でした。世界的に多くの国が、ＰＣＲ検査の数をこなす方針をとりました。

ただ、これにはそれなりの理由があるでしょう。日頃はあまり検査を重視しない国々でも、感染者数と死亡者数が急増したため、そんなことを言っていられなかったのです。日本とは比較にならないほど甚大な被害があったイタリアをはじめとした欧米の国々の、この感染症の脅威は半端ではありませんでした。「検査数を抑えよう」などと言っている場合ではなく、「とりあえずできることは全部やれ」という戦略をとるほかなかった。完全なる緊急事態であり、「できることは全部やる」ことの一環として、PCR検査もあったと考えられます。

感染拡大の状況が、日本とはまったく違ったということです。日本でもしイタリアやニューヨークレベルの感染が起きていたら、私だって「検査の数をこなす必要はない」などとは言えないでしょう。

## PCR検査を増やせば死亡者数は減らせるのか？

日本のPCR検査の数が少ないのは、国際的に見て間違いのない事実です。政府が検査を増やす方針を打ち出しながら、現場が追いつかなかったことには、病床確保と同じ、構造的な問題があると思います。

また実際にどのくらいの人が感染したかを見る基礎的なデータがとれていない、各国とのサンプル数が違いすぎる、教訓として今後に生かせないのでは？といった不安要素もあります。他国、とくにお隣の韓国などは検査数が多いのだから、日本も国として、もっと検査を実施してもよかったという意見がたしかにあります。

では、韓国は、検査をたくさんやったから死亡者数が少なかったのでしょうか？　たしかに日本は韓国に比べると人口あたりの死亡者数は多めです。しかし、繰り返しになりますが、その日本だって欧米に比べれば１００分の１なのです。それは韓国や日本だけでなく、中国・台湾も同じ傾向です。欧米から見れば、韓国と日本の差は誤差範囲でしょう。つまり、検査をしたから良かった、しなかったからダメだった、という話ではなく、おそらく本質的な部分はもっと他の要因（たとえば前述のＢＣＧ仮説や既存コロナウイルスによる交差免疫仮説）だったのだと思います。

## 「ウイルス・細菌をゼロに」という発想は間違い

先述した通り、もともと日本人は検査好きだという事実があります。この事実のさらに根底には、細菌やウイルスをすべて駆逐しなければいけないという思考があるのではないでしょうか。

しかしこの思考には大きな問題があります。まず、細菌やウイルスはゼロにはできません。私の掌《てのひら》にも鼻の中にも、常に何億個も細菌がいます。これを「常在菌」と言います。常在菌は皮膚にも腸内にも口の中にもいます。皮膚常在菌や腸内細菌は人間の体にとって有用で、なくてはならない存在です。皮膚常在菌は、皮膚のバリアとして機能していますし、腸の中に１００兆個も存在すると言われる腸内細菌は、その細菌の種類のバランスが悪くなることで人間の病気や体調に大きく影響していると言われています。また、前述の通りインフルエンザウイルスは無症状の人にも多く存在することが知られています。

つまり、いいことなのか悪いことなのかはさておき、事実として我々は細菌やウイルスと共存しながら日常生活を送っているのです。

たとえば、赤ちゃんのおもちゃである「ガラガラ」にも山ほど細菌が付いています。そして赤ちゃんはガラガラでも他のおもちゃでも、舐《な》めたり口に入れたりするのが好きです。

とくに赤ちゃんは手の神経より口の中の神経のほうが敏感のようで、物の硬さや形を確認するのに、まずは舐めてみて、さらには口の中に入れたりします。つまり、こういう行為は子どもの正常な発達過程であり、正常な反応なのです。私たち大人でも、掌に髪の毛を1本載せてもそれほどの感触はないでしょうが、口の中に髪の毛が1本入るとすぐに気づきます。口の中はこれほど敏感なのです。赤ちゃんの場合はそうして成長初期の段階で細菌を口にしながら、どんどん自分で免疫を作って、免疫力を鍛えていくのです。

一方で、「哺乳瓶《ほにゆうびん》を消毒しましょう」という商品のＴＶコマーシャルなどもあります。同じ口で、赤ちゃんは細菌だらけのおもちゃを舐めているのに、哺乳瓶だけを消毒してもそれほど意味はないでしょう。さらに、そのイメージが発展して哺乳瓶だけでなくあらゆるものを消毒してしまったら赤ちゃんは細菌に触れる貴重な機会を失い、免疫機能が未発達のまま成長してしまうかもしれません（そこまで消毒するのは非現実的なので、実際にはあり得ないとは思いますが）。

このように、人間は細菌と共存しているのです。それにもかかわらず、TVコマーシャルは「殺菌グッズ」や「抗菌グッズ」など、まるで「生活の中に菌がいてはいけない」というメッセージを否応なく浴びせ続けます。

たしかに、常在菌と病原菌・ウイルスは違うかもしれません。インフルエンザウイルスはいないほうがいいでしょうし、病原菌が体内に入ってこないほうがいいでしょう。エイズウイルスのような本当に怖いウイルスには感染しないに越したことはありません。でもエイズウイルスのような命に関わるようなウイルス（現在は薬でコントロール可能）は身の回りにはほぼ存在していないのも事実です。

それどころか、我々の身近にある菌の多くは常在菌です。肺炎の原因の第1位「肺炎球菌」は、約半数の子どもの鼻や喉の中に常在菌として存在しています。大人でも数%の人の鼻や喉に、常在菌として存在しているのです。肺炎球菌は、病原菌であり常在菌なのです。また、これは肺炎球菌だけではありません。食中毒の原因になったり、皮膚の化膿の原因になったりする黄色ブドウ球菌も、実は皮膚常在菌で、誰もが皮膚に持っているものなのです。

これはインフルエンザでも同じです。無症状の人にもインフルエンザウイルスが多数見つかる、という話は先に触れました。つまり、冬になればインフルエンザウイルスはどこにいても不思議ではないのです。

結局、菌やウイルスは完全に排除する対象ではないのです。いつも当たり前に存在し、常に共存しているのです。大事なのは「そこに菌がいる」ことではなく、「その菌が暴れだしたとき（感染時）に体内の免疫機能がきちんと感染を制御できるか」ということにあります。

手洗いや消毒などは感染予防に有効ではありますが、そのことばかりに囚われて生活の中のすべての菌やウイルスを排除しなければ、というイメージを人々が持ってしまうならば、それは大きな間違いでしょう。

## 人類がこれまでに駆逐できたウイルスは一つだけ

今回のコロナ禍でも、新型コロナウイルスを地球上からすべてなくせ、といった主張をする人がいます。しかし、我々人類がウイルスを根絶できたことは、ほぼ皆無です。

無数にあるウイルスの中で、これまでの歴史で駆逐に成功したウイルスは唯一、天然痘ウイルスだけです。この例外的な事例を他のウイルスにも応用できると考えるのは不自然でしょう。

ウイルスをゼロにできると考える、こうした過剰な「ゼロリスク」主義は、実はインフルエンザに関しても見られます。学校でインフルエンザが流行したら、学級閉鎖をすることでインフルエンザをゼロにしよう、という方針を日本の学校の多くはとってきました。先に紹介した通り、インフルエンザに感染しても半数くらいの人は無症状で経過するとも言われます。実際は、1週間経って再開した後のクラスにも、無症状でインフルエンザウイルスを持った児童や生徒はたくさんいる可能性が高いわけです。

　ウイルスとは基本的に共存していかなければいけません。新型コロナウイルスも例外ではないでしょう。新型コロナは高齢者や基礎疾患を持つ人など免疫力の低下した人たちにとっては厄介なものですが、元気な人には比較的影響が少ないウイルスです。ここまで読まれた方には、それが程度の差こそあれ、ほぼすべての菌・ウイルスに共通のことだということをご理解いただけると思います。それが良いのか悪いのかの話ではなく、現実として我々は菌やウイルスと共存し、免疫力で抑え込みながら日々生活しています。

　この世に山ほどあるウイルスの中でも、今回は「新型」のコロナウイルスが発生したわけです。これは欧米で猛威をふるった本当に恐ろしいウイルスだったわけですが、しかしその欧米でも感染は収束し、死亡者数もピークを過ぎて落ち着いてきています。日本ではそもそも死亡者数が１００分の１で、欧米ほどの猛威は経験しませんでした。

人類は天然痘ウイルスは根絶できましたが、麻疹（はしか）ウイルスもインフルエンザウイルスも、ヘルペスウイルスもアデノウイルスも、その他無数のウイルスも根絶できていません。そもそも世の中のウイルスがすべて同定されていると考えるのは幻想です。

また、新型コロナウイルスもインフルエンザウイルスも、常に変異が起こっています。そういう変化に対応するためにも、ウイルスと共存しながら免疫を鍛える必要があります。それをゼロにすべく排除していたら、我々の免疫はどんどん弱くなっていくかもしれませんし、子どもたちの将来も心配になってしまいます。

## 「ウイルスとの戦争」という思想は危うい

現在の日本にはこれまでお話しした二つの思考のベース——検査を好む性質があり、検査することで安心できる／ウイルスはすべて駆逐・退治すべきだ——があるように感じます。そういう土台があるからこそ、「全員に検査を」という考えが力を持ってきたのです。

ところがＰＣＲ検査について議論をするときにはだいたい、そのベースが抜けて、検査の感度（ウイルスを持つ人のうち、正しく陽性と判断される割合）や特異度（ウイルスを持たない人のうち、正しく陰性と判断される割合）の話ばかりになっていきます。最も大事なのは、この土台の話です。

「ウイルスとの戦争だ」といった内容を世界の政治リーダーが発言したこともあり、新型コロナウイルスには「徹底抗戦して全滅に至らしめる」と考える人が大勢いるようです。しかしそれは、実は危うい思想です。駆逐は不可能であり、被害をなるべく抑えながら上手に共存する、というほうが現実的で利益が大きいのです。日本のように何らかの免疫学的機序からか、ウイルスによる健康被害がとても小さく済んだ国においてはなおさらです。

## 「新しい生活様式」が孕む残酷さ

また、緊急事態宣言が解除されるとともに聞くようになった「新しい生活様式」というフレーズにも残酷さを感じます。「生活様式」と言われてしまうと、「一時的ではなく、これからもずっと」という意味合いに受け取れます。これからの社会はソーシャルディスタンスが前提と言われているようです。

「新しい」と言われれば、「もう元には戻れない」という意味であるようにも感じます。お祭りで、仲間同士でお神輿を担ぐことはもうできないのでしょうか？　好きなミュージシャンのライブも、サッカーの試合も、花火大会も以前のようには楽しめないのでしょうか？　しかもこれが今後1～2年に限定した話ではなくなるということ？……などと考え始めると気分がふさぎます。

「新しい生活様式万歳！」と言う人もいますが、人間の生活とは、そもそも人と触れ合うことで築かれている面が大きくあります。他者と交流してこそ人間なのです。他者とのつながりがなくなることは、タバコ・肥満・運動不足よりも健康や寿命に悪影響を与える、という論文も出ています。[*1]

それなのになぜ我々はウイルスに生活を支配され、人間と人間との触れ合いを制限されなくてはならないのでしょうか。

さすがに「一生続けなさい」と言われ、みながずっと黙っているとは思えません。「ソーシャルディスタンス」を強調する論調も時期が来れば落ち着くとは思います。しかし「新しい生活様式」という言葉が孕む、人類の文明や歴史に関係する残酷さに気づかぬまま、おそらく多くの人がこの言葉を使っているように思います。

## 「ウイルスを殺す薬」はほとんどない

ウイルスをゼロにできると思う人の中には、こう考えている人がいるかもしれません。「だってインフルエンザにはタミフルやリレンザ、イナビルといった薬があるんだから、新型コロナウイルスに対しても同じような薬が開発されれば駆逐できるでしょう？」と。

しかしこの考えは、そもそも間違っています。実を言えばタミフルなどの抗インフルエンザ薬の効果はウイルスが増殖しているときにその増殖を抑えてくれるものの、これらの薬がウイルスを殺して（減らして）いるわけではないのです。最終的にウイルスを殺してくれるのは、やはり自分自身の免疫なのです。ですから、感染初期——発熱して2日以内——のウイルスが一気に増えていくときにこれらの薬を飲むと効果がありますが、それ以降の時期、つまり免疫細胞が一気にウイルスを殺しにかかっている時期には効き目がありません。また、たとえ適切なタイミングで薬を飲んでも、発熱期間を1日短くする程度の効果しかない、ということもはっきりわかっています。

　ウイルス自体を殺す薬は、実は非常に少ないのです。たしかにエイズウイルスや肝炎ウイルスに効く薬は近年出てきましたが、それでも薬を半年飲み続ける、もしくは一生飲み続ける必要があります。

　一方で細菌に対する薬、いわゆる抗生剤にはものすごく強力なものがあります。抗生剤は破壊力満点で、体内にある多くの常在菌をも殺してしまうほど強いものもあります。しかしそれは細菌に対しての薬であり、ウイルスに対しての薬ではありません。細菌に絶大な効力のある抗生剤も、ウイルスにはまったく効果がないのです。

## 「ワクチンの歴史」が教えてくれること

ではワクチンについてはどうでしょうか。現在、各国の製薬会社や研究機関の間で激しい競争が繰り広げられていますが、新型コロナウイルスに対する強力なワクチンが開発される可能性は高いのでしょうか？　低いのでしょうか？

まずワクチンの歴史を、①強力に効いたワクチン、②かなり効いたワクチン、③微妙なワクチンに分けて解説することで、新型コロナに対するワクチンの可能性を確認したいと思います。

### ①強力に効いたワクチン

なんと言っても「天然痘ワクチン」です。天然痘は、かかると20～50％の確率で死に至る非常に重篤な病気だったと言いますから、新型コロナの比ではなく重症化・死亡する病気だったでしょう。

その天然痘もワクチンの登場で激減し、現在は地球上から「根絶」されました。エドワード・ジェンナーや緒方洪庵《おがたこうあん》らの「種痘《しゅとう》」「牛痘《ぎゅうとう》」などの言葉を、教科書で読んだ記憶がある人もいるはずです。実は彼らは、世界で猛威をふるって多くの命を奪う「天然痘」と戦っていたのです。そしてこのウイルスは、当初は牛痘、そしてその後に開発されたワクチンによって根絶されました。20～50％の致死率の超絶怖い病気を地球上から根絶できたのですから、ワクチンの持つ力はすごいものです。

天然痘ウイルス自体が地球上からなくなったので、現在「天然痘ワクチン」はまったく実施されていません。

## ②かなり効いたワクチン

天然痘ワクチンほどではないですが、「昔はけっこう流行したのに、いまはワクチンのおかげでほとんど見ることのない感染症」があります。たとえば麻疹、結核（BCGワクチン）、ポリオ、狂犬病などです。

麻疹は致死率も高く、かつては天然痘と並んで2大感染症と言われていましたが、ワクチン導入後に患者数が1000分の1～100分の1になったと言われるほど激減しました。現在、日本でも散発的に多少の流行がある程度で、ほとんど見ることはなくなりました。

ポリオ、狂犬病についても同様で、ワクチンの効果により日本ではずっと患者ゼロが続いています（狂犬病については、2020年5月に、国内では14年ぶりに患者が確認されましたが、感染したのは前年秋にフィリピンで犬に咬まれたときと見られています）。しかし外国ではまだ感染例が出ているので、天然痘のように「根絶」するには至っていません。

これらの感染症は患者数が激減しているので、ワクチンがかなり効いていると言っていいでしょう。

### ③微妙なワクチン

一応ワクチンはあるものの、患者数激減とまではいかないワクチンもあります。

インフルエンザワクチンがその一つです。日本でも毎年インフルエンザが流行します。それはつまり、「根絶」には程遠く、「激減」とも言えないことを示しています。実際、ワクチンを打ってもインフルエンザにかかる人はかかります……とはいえワクチン接種をすることで50〜70%ほどの確率で感染予防ができると言われていますので、まったく効果がないわけでもありません。

みなで接種し、少しでも感染数を減らせればそれだけ重症化・死亡する人が減るので、やはり推奨されるべきワクチンだとは思います。私も毎年打っています。

では、新型コロナウイルスのワクチンはどうでしょうか？　臨床試験の最終段階に進むものも出てきたようです。右記三つのどのパターンになるかで言えば、インフルエンザワクチンよりは効いてほしいと思いますが、実際のところ、蓋を開けてみなければわかりません。

ちなみにワクチンでできた抗体（体内で作られる病気に対する武器）がどれくらいの期間効

果を保持されるのか？ということも、蓋を開けてみなければわかりません。結核のＢＣＧのように何十年も効き目があるものから、インフルエンザのように数カ月しかもたないものまであるからです。

---

＊1—Julianne Holt-Lunstad et al., Social Relationships and Mortality Risk: A Meta-analytic Review, *PLOS MEDICINE*, July 27, 2010

# 第3章 各国のコロナ対応、その背景と結果

## 各国の対応の背景に見える医療観・死生観

今回のコロナ禍が世界を襲う中で、各国の病院ではどういうことが起こっていたのでしょうか。

私自身は現地の病院を取材したわけではありません。コロナ禍による渡航制限があり、行きたくても行けない状況でした。ただ、ニュースなどの報道や、現地の人による報告に触れるだけでも、各国の新型コロナ対応にはそれぞれの国の病気や医療についての考え方が反映されていると感じられました。新型コロナウイルスのパンデミックが発生してから、世界の病院や施設では何が起きていたのでしょうか。各国の為政者・医療者たちはどういう対応をしたのでしょうか。

この章では、今回のコロナ禍で注目された国々でどういうことが起きたのかを概観します。あわせて各国の医療制度なども紹介しつつ、死亡者数などのデータの背景にある医療観、死生観の違いについて考えたいと思います。

図3－1は世界各国の人口あたり新型コロナウイルス死亡者数のグラフですが、グラフの下のほうの直線に見えるのが日本・中国・韓国です。欧米に比して死亡率が低すぎるため、すべて重なって見えてしまいます。

## 図3-1 世界各国の人口あたり新型コロナウイルス死者数

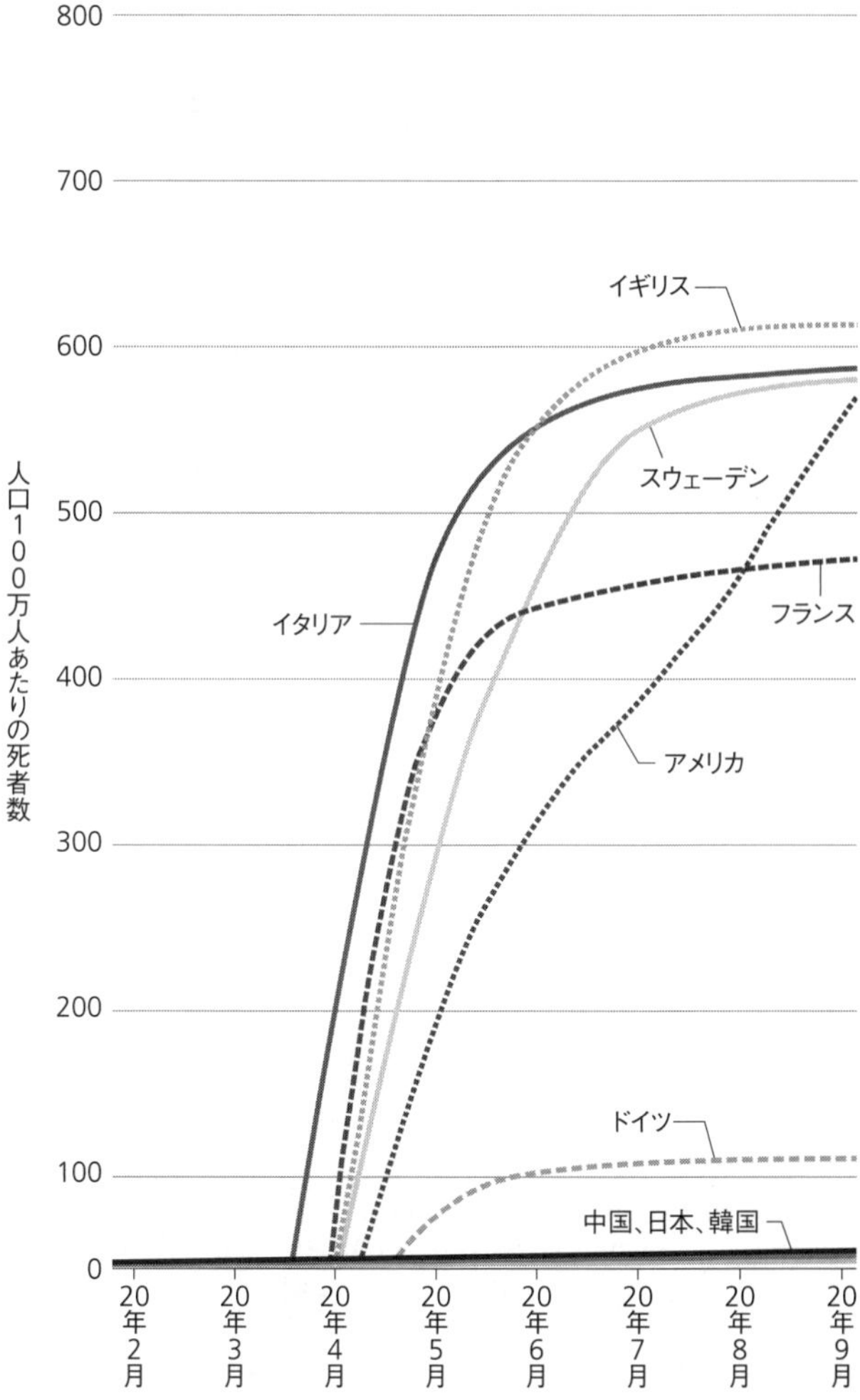


出典：札幌医科大学医学部附属フロンティア医学研究所ゲノム医科学部門

## ●中国

### 感染爆発・医療崩壊したのは武漢だけ

今回の新型コロナウイルスのパンデミックは中国の武漢から始まりました。武漢は実際に感染爆発のような状況が生まれ、医療崩壊もしていたようです。ところが中国全体を眺めてみると、感染者数・死亡者数は実は少ないのです。「中国はひどかったのだろう」と思っている人が多いかもしれませんが、武漢以外はそれほど感染が広がらなかったと言えます。

中国の感染者数、死亡者数は、欧米と比べると１００分の１ほどで、日本と大差がありません。１００万人あたりの死亡者数で言うと約３人です。韓国は約６人。日本は、最初はもっと低かったのですが、その後増えて約10人です（２０２０年8月31日現在）。

死亡率が、同じ病気とは思えないほど各国で違うことは第1章（27ページ）で述べました。しかし東アジアの国についてはおおむね、これらの数字が低いまま推移したと言っていいでしょう。

中国を襲ったウイルスは体長１００メートルのゴジラではなく、実際は体長１メートルのジャガーでした。武漢市の死亡率は中国の他地域の12倍という調査もあります。[*1] 武漢だけがひどかった理由は、ともかくも初期で、どんな病気なのかまったくわからなかったことや、中国政府による情報隠蔽といった要因が考えられるのかもしれませんが、結局よくわかりません。

中国はその政治体制の特徴から国内の情報が閉ざされている部分があります。情報操作の可能性も否定できません。とはいえ、みなが思っているほどではない、というのが私の印象です。中国から発表されるコロナウイルスの研究論文の数は膨大ですし、国際メディアの目も入っていますので、実際の死亡者数を100分の1に改ざんしてごまかすことまではできないでしょう。

最初に流行した武漢をロックダウンした効果が出て、中国全体の感染者数を低く抑えられた可能性はあります。しかし効果と言っても、ロックダウンは感染拡大の速度を緩め、ピークを下げることはしても、なだらかにさせる程度です。最終的に感染者数を劇的に減らす効果は期待できません。

## 医療体制はまだ脆弱だが、合理的に対応できていた

医療制度という点で見ると、中国の病院は公立病院が大半ですが、一部民間病院もあります。そして中国はいま市場経済が拡大中の国でもあり、今後は民間病院を増やす予定だと言います。医療保険もまだ皆保険ではありませんが、今後は日本のような国民皆保険を目指すそうです。

その意味で、現時点の医療体制はまだ比較的脆弱だと言えます。とにかく人口がきわめて多い国なので、日本のように全国民を医療でカバーするのは大変な作業になるのでしょう。

病床自体はどんどん増やしていて、その数だけを見れば欧米のレベルに達しています。ただ、実は大事であるプライマリ・ケア（後述）は、あまり普及していないようです。

発生地が武漢だったために、中国でパニックが起きているといったイメージが先行したようですが、実際にはそれ以外の地域では感染拡大もそれほど起きておらず、比較的合理的な対応ができていたと言えるのではないでしょうか。

## ●イタリア

### 「医療崩壊」したから死亡者数が増えたのか？

イタリアでは文字通り、一時的に「医療崩壊」が起きました。100万人あたりの死亡者数が約600人。まさにゴジラが現れたと言っていいでしょう。ただ、イタリア国内でも地域差があり、とくに厳しい状態だったのは北部の一部地域です。

まず、感染者数・死亡者数がこのように増えたことと「医療崩壊」の関係について考えてみましょう。

イタリアでは医療崩壊が起きたからこそ死亡率が増大したと言われたことがありましたが、実はその影響は副次的なものではないかと思っています。もし医療崩壊しなかったら、日本や東アジア各国のような低い死亡率でこれらの死亡者を救えた、とは考えにくいからです。もちろん、副次的といってもその影響は少なからずあったでしょう。しかし、第２章で述べた通り、新型コロナウイルス自体を殺せる治療法はなく、このウイルスに対して医療ができることは人工呼吸器やＥＣＭＯの装着で、患者自身の免疫力の活躍を待つしかないのです。

また、日本は医療崩壊しなかったから、イタリアのように死亡者が増えなかったのだと言われたこともありました。これは、日本とイタリアの１００倍もの死亡率を医療崩壊で説明することになりますが、さすがにそれも無理があるでしょう。もし潤沢な医療が可能な環境——必要な医療器具が何でも豊富に使え、場所も人員も確保できる——を与えるから死亡率を１００分の１に減らせ、と医療従事者が求められたら、それはきわめて酷な話です。

繰り返しになりますが、現時点でできる実質的な医療は、解熱や栄養補給、派生症状を抑える薬の投与、さらに重症者には人工呼吸器やＥＣＭＯなどで呼吸を補助・代替し、免疫力による回復を待つことなのです。

医療の力はとても偉大ではありますが、その医療で１００倍の人を救える、という考え方は幻想でしかありません。つまり、「医療崩壊」を主要な要因として日本（あるいは東アジア）

とイタリアの差を説明するのは、それを期待する気持ちはわかりますが、合理的とは言えないのです。

## 「生活の質を重視する医療」の国

感染者数・死亡者数がイタリアで多かった背景として押さえるべきは、死亡者のほとんどが高齢者だ、という事実です。これはイタリアに限りませんが、重要な事実です。高齢者に対する医療を考える際に大切なことは、病床数・人工呼吸器数などの医療現場における各数値にもまして、そのベースにある「死生観」を重視することです。

患者の大半である高齢者が、どこまで治る可能性のある高齢者なのか。その高齢者は体力に余裕のある状態なのか、すでに老化の階段を降りてきている高齢者なのか、ご本人やご家族に治療を頑張る意思があるのか、という点が考慮されなくてはいけません（第４章、１５７ページも参照）。

医療にできることがどれだけ少なくても、言うまでもなく医療は機能させる必要があります。しかし同時に大切なのは、そういう高齢者が、人生の最終ステージをどんなふうに過ごすことを望んでいるか、という彼らの死生観なのです。

ヨーロッパの国々は、死生観ということで考えたとき、日本とは大きく異なります。「その人にとって尊厳ある人生とはどういうものか」を非常に重視する傾向にあります。

その人が最期まで自宅で生活したいと言うなら、特別のことがない限り病院には搬送しません。最期まで施設で生活したいと言うなら、施設でそのまま看取ります。窒息してもいいから最期まで口から食べたいと言うなら、もちろん食べ方や食形態の工夫はしますが、誤嚥《ごえん》性肺炎を起こすリスクがあっても口から食べることに迷いはないと言います。これは私が以前勤務していた夕張でもまったく同じでした。

ヨーロッパではそういう、「生活の質を重視する医療」が大半であり、イタリアも例外ではありません。そうした国や地域で感染が流行すると高齢者の死亡者数が増加するのは、容易に想像できるところではないかと思います。

## ●スウェーデン

### 独自路線の目的は「集団免疫獲得」ではなかった

今回のコロナ禍において、スウェーデンは、「集団免疫」獲得を目指す独自路線をとった国だと思われているようです。この独自路線は「スウェーデン式」と呼ばれたりしています。

「集団免疫」とは、人口の一定以上（6割とも言われる）がウイルスに感染すると、社会全体での感染が収束するという現象のことです。

しかし実際には、集団免疫獲得が政府の目的ではなかったようです。おおもとには「医療崩壊阻止」という目的があり、「感染症のための集中治療室の病床数が不足しなければいい」という範囲で、国民への行動制限等をおこなっていたと言います。そうした政策が、結果的に他国からは「規制が緩い」ように見えたのだと、現地で暮らす日本人が報告しています。[*2]

スウェーデンは新型コロナによる死亡率が北欧の中では高かったのですが、政府と国民の間に同意がとれた状態で事態が推移したところが、日本との大きな違いであるように思います。政府は毎日、国内の集中治療室の空き病床の数をアップして国民に知らせながら、国民との信頼関係を高いレベルで維持しました（4月時点で政府の医療政策を64％の国民が支持）。情報公開は徹底しており、国がミスを犯した場合は素直に認め、迅速に次の行動に移したと言います。やはり民主主義の成熟度が高い国なのでしょう。

## 病院が「公」として存在するので柔軟に対応できた

スウェーデンでは、のちに触れるイギリスやドイツなど、多くのヨーロッパの国々と同様、病院のほとんどは自治体の運営による「公立」です。[*3] だからこそ病院・病床の柔軟な運用が可能だったようです。

スウェーデンの新型コロナウイルス治療の拠点、カロリンスカ大学病院に勤務する日本人医師・宮川絢子さんはこう言います[*4]。

「スウェーデンでは、病院同士の横のつながりが非常に密で、どの病院がコロナの患者さんを治療するか、どの病院がコロナ以外を治療するかというのが決まっていました。乳がんの患者さんは他の病院に診てもらう代わりに、こちらはコロナ患者を重点的に診療するなど、役割分担に基づいて患者さんのやり取りをしていたのです。（感染が落ち着いた）現在は、通常診療に戻っています」

パンデミックという緊急事態に直面しても、国全体もしくは地域単位で病院同士の連携と機能分担がスムーズに行われ、必要な医療体制を迅速に構築できる。また危機対応が終わればすぐに元の体制に戻せる。こうした体制の基礎には、やはり病院が国や自治体の運営による「公」として存在することが大前提としてあるでしょう。

一方、第1章でも述べたように、日本では病院の約7割が民間病院です。民間病院には、当然、地域内での競争があり、基本的に病院同士は「競争相手＝ライバル」です。そのシステムの中では、腹の中をすべてさらけ出して連携するという発想にはなかなかなりにくいでしょう。

迅速な危機対応と体制整備が求められるパンデミック時において、自主独立を担保された民間病院が多い日本のシステムは、その弱点を露わにしてしまったと言わざるを得ません。

人口あたり病床数が世界一多いにもかかわらず、日本が全病床の1・9%しかコロナ対策に回せなかった背景には、こうした根本的・構造的な問題が存在するのです。このことは、ドイツの項でさらに詳しく述べます。

## 「高齢死者の半数以上が施設入所者」の意味

また、高齢死亡者の半数以上が高齢者施設で暮らす人々だったと報告されていることにも注目すべきです[*5]。

スウェーデンでは、施設の中で生活を継続しながら人生を全うすることを良しとする高齢者が多くいます。ですので、施設でのお看取りは日常的におこなわれ、日本のように終末期になって高齢者施設から病院に搬送されることは多くはないそうです。このような事実に、日本人との死生観の明確な違いが表れています。

高齢者施設に入る人のほとんどは「要介護」の状態――先の表現で言うと、老化の階段を降りてきている人です。そういう人が病院に行って治るならもちろん病院に搬送しますが、年齢を重ねるほどに、治療が奏効する確率は低くなっていきます。

スウェーデンもイタリア同様、その人が最期までどこで生活したいかという気持ちを重視する医療・介護を実践している国です。新型コロナウイルス感染への対策も、そういう考え方の延長線上にあると思われます。

実際にウイルスを殺すのは患者さんの免疫力で、体力・免疫力が徐々に衰えてきた、老化の過程を辿られている方々の肺炎に対しては人工呼吸器もＥＣＭＯもあまり効力を持たないからです。かえって、管だらけの終末期になってしまい、人生の尊厳を損ねてしまいかねません。それならば、高齢者施設から病院に搬送しないという選択肢は十分にあり得ます。

これは、イタリアの項で紹介した「生活の質を重視する医療」が機能していることと関係しています。この「生活の質を重視する医療」は、次で説明する「プライマリ・ケア」の大きな要素となっています。

プライマリ・ケアによって一人ひとりの死生観にしっかり触れておくことは、ご本人やご家族の満足度の向上だけでなく、救急搬送数の減少や、必要病床数の抑制にも貢献する可能性があります。事実、イタリアやスウェーデンは人口あたり病床数が日本の6分の1〜4分の1となっています。[*6] またこの事象は、日本の「夕張モデル」によっても確認されたところですが、これについては第5章で詳述します。

## プライマリ・ケアとは何か

プライマリ・ケアは、日本では「家庭医療」「総合診療」と呼ばれることもあります。

日本ではまだ馴染みが薄いと思われますので、スウェーデンをはじめヨーロッパで広くおこなわれているプライマリ・ケアについて、ここで説明しておきたいと思います。プライマリ・ケアの特徴として、

・子どもから高齢者、予防から治療まで、心も体もすべての診療科に対応してくれる
・対応できない問題のときは総合病院や専門医を迅速に紹介してくれる
・治らない病気にかかってしまったときや人生の終末を迎えたときにも、ご本人の希望にしっかりと寄り添ってくれる
・医療だけでなく、介護や地域の集まりなど、ネットワークで対応してくれる

などが挙げられます。簡単に言うと、「子どもから高齢者、急病から老衰の看取りまでどんな困りごとにも対応してくれる地域のかかりつけ医」がプライマリ・ケア医です。

実はこのプライマリ・ケアは、諸外国（とくにヨーロッパ）では当たり前に各地域に配備されています。ＷＨＯ（世界保健機関）でも「地域医療の中心的存在」として大いに推奨されています。世界では、日本よりも病院・病床が少ない代わりに、こうした地域密着の医療が根付いているのです。

たとえば「頭痛」一つをとっても、その背景には内科・耳鼻科・脳神経外科・歯科・精神科・薬剤性など、多岐にわたる原因が考えられます。日本の患者さんは、どの診療科に行くかを自分で考えて選ばなければなりません。ところがプライマリ・ケア医は、全診療科の知識をもって総合的に診察してくれます。ですので、患者さんが何科に行こうか迷う、ということがほぼないのです。

医師は、そうした全科を横断的に診断・治療する医学教育・臨床研修を何年にもわたって学びます。もちろん専門の治療が必要ならば専門医を紹介してくれますが、プライマリ・ケア医のところに持ち込まれる健康問題の90％はプライマリ・ケア医で完結するとも言われています。こんな水先案内的な医師が地域にいて、しかも子どもから高齢者まで、予防から治療、お看取りまで対応してくれるのですから、病院が少なくても安心なのだと言えます。

## ●イギリス

### 多くの高齢者が病院に搬送されず施設内で亡くなる

イギリスは4月の最終週頃に、コロナ禍による死亡者数が一気に増えました。なぜかと言うと、イギリスはそれまで高齢者施設での新型コロナウイルスによる死を一部報告していなかったからとのことでした[*7]。

　このように、死因の統計で高齢者施設だけを別枠にして統計に載せない、という考え方は日本ではまずあり得ません。決して褒められた対応とは言えないのですが、別の見方をすると、これはプライマリ・ケアがしっかりしていて、施設の中で家庭医が看取ったために報告が上がってこなかった、とも考えられます。

　イギリスもプライマリ・ケアが充実した国なので、コロナ死としてでなく、老衰死という見方をして看取ったケースがかなりあったのかもしれません。これは実は、プライマリ・ケアの強みを逆に表現している事例だと、私は思っています。

　事実、イギリスでは一時期、週に２０００人の高齢者が新型コロナ肺炎によって高齢者施設の中で亡くなっていたそうです。ということは、当然イギリスでも、高齢者施設の患者さんを病院に搬送しないケースがあったのだろうと推測されます。それだけ患者さん本人と高齢者施設のスタッフ、あるいは医師との話し合いが重ねられ、信頼関係ができているということでしょう。

　感染拡大の時期に高齢者施設でこれだけの対応ができるというのも、最前線に立たれているプライマリ・ケア医、そして介護職の皆さんの熱意と努力の賜物なのではないかと思います。

　スペインでの感染状況がひどかった一時期、数が限られている人工呼吸器を80歳以上の人には使わない措置がとられた、というニュースが報道されたことがありました。日本ではそういう出来事を指して「そこまでひどい医療崩壊が起きているんだ」「そうやって命の選別がおこなわれていくんだ」といった論調で受けとめられがちです。

しかしこういう事態も、ここまで述べてきた話を踏まえると、エピソードの意味合いが少し違って見えてくると思います。高齢者医療に対する受け取り方が日本とは違うのです。

ただ、ここで言っておきたいことがあります。こんなことを言っている私でも、「○歳以下の人は治療するが、○歳以上はしない」といった年齢による治療の区別には真っ向から反対します。

夕張でもそうでしたが、胃ろうや人工呼吸器装着などいろいろな延命措置を、私たち医療者はほとんどしませんでした。それは「高齢だから諦めなさい」という理由でありません。その人の生活にとって何が大事なのか。ご本人とご家族と一緒に十分に話し合った結果なのです。そうした話し合いの結果として、人工呼吸器や胃ろう装着の希望がほとんどなかったわけです。事実、数は圧倒的に少なかったですが、ご本人やご家族の希望次第では、終末期に輸血をしたり、胃ろうを入れたりする、という合意に至ることも少数ながらありました。

日頃から対話する関係ができている、そんなプライマリ・ケアがあることは、日々の生活の安心でもあり、最期まで自分の人生を生ききることへの安心でもあるのです。そして、それらは結果として救急搬送増加や医療崩壊といった問題もクリアしてしまう可能性まで秘めているのです。夕張でのデータがこれを示しているのですが、それについては第5章に譲ります。

## プライマリ・ケアを中核とする医療制度はイギリス人の誇り

イギリスは、プライマリ・ケアがとても進んでいる国です。イギリスの医療の特質は、このプライマリ・ケアがしっかりしていることと、医療がほぼすべて税金で運営されていることです。薬局で薬をもらうときこそ少し料金はかかるそうですが、病院やクリニックで診察を受けても基本的に支払いはありません。日本で、交番で道順を訊いても料金を支払わなくていいのと同じ感覚で、クリニックには支払い窓口がなく、診察を終えたらそのまま帰宅できます。

あまり知られていませんが、イギリス国民は、自分たちの医療制度に対して大変な誇りを持っています。NHS（ナショナル・ヘルス・サービス）という、日本の厚生労働省のような公的機関があります。イギリスの国家予算の25%がNHSに配分されているそうです。[*8]

「あなたはイギリス国の誇りとして何を思いうかべますか」というアンケートをとると、王室やサッカー、軍隊などさまざまな回答がある中、ナンバー1がNHSなのだそうです。[*9] イギリス国民は自国の医療制度を、王室よりも誇りに思っているのです。医療制度への信頼度が想像を超えるくらいの高さなのでしょう。日本でアンケートをとっても、まずこのような結果にはならないでしょうから、この結果を聞いたときは私もとても驚きました。

ＮＨＳの代表選手がＧＰ（General Practitioner）＝プライマリ・ケア医です。日本で言えば地域の開業医に近い存在ですが、ほとんどの日本の開業医がプライマリ・ケアの研修を受けずに専門医の延長として開業するのに対し、イギリスでは若手医師の約半数が３年間のプライマリ・ケア医の研修で「全科診療」や「人生に寄り添うスキル」を学びます。その点は大きな違いでしょう。

ちなみに、日本でも総合的な医療の必要性から「総合診療専門医」という新たな専門医ができたのですが、若手医師の中では人気が低いようで彼らのうち２％しか希望しないというデータも出ています[*10]。プライマリ・ケア医は、だいたい３〜５人くらいのチームで、一つのクリニックを運営している形態が多いようです。その点は、個人開業が多い日本の医師とはだいぶ違うところでしょう。

クリニック自体に入院施設はなく、日本のようにＣＴやＭＲＩなどが装備されているところはまずありません。レントゲンや胃カメラすらほぼなく、血液検査ができる程度です。プライマリ・ケア医への受診は登録制で、国民はどこかのプライマリ・ケア医に登録します。

そしてここが重要なのですが、基本的にはプライマリ・ケア医の紹介を経ないと、中〜高度医療をおこなう総合病院には行けません。そのシステムが徹底しているため、患者側の選択の自由度は日本よりかなり低いと言えます（救急疾患で搬送される場合はもちろん別で、初診でも大きな総合病院にかかれます）。

たしかに日本の感覚からすると随分不便、あるいはもどかしいと感じられるかもしれません。しかし多くのイギリス国民が国の誇りと感じているということは、イギリス人にとって医療に関する満足度はきわめて高いということです。

日本ではどの病院でも自由に受診できますが、それにもかかわらず日本人の医療への満足度は高くありません[*11]。つまり、日本は医療のレベルも高く、受診の自由度も高いのに、満足度が低いのです。「医療崩壊」など医療の諸事情を考えるとき、もしくは今回のようなコロナ禍の諸事情を考えるとき、この「医療への信頼感・満足度の違い」は非常に大きな意味を持ちます。これはプライマリ・ケア医の本質に関わる部分ですので、日本の「総合診療専門医」とともに次項で述べます。

## 心・体だけでなく「社会」も診るのがプライマリ・ケア

日本におけるプライマリ・ケア医である「総合診療専門医」について紹介しておきましょう。日本ではイギリスと違って、総合診療医が地域住民の身近な存在とは言えないでしょう。前述の通り、イギリスでは若手医師の約半数がプライマリ・ケア医の研修コースに進むのに比して、日本で総合診療医のコースに進む研修医は約２％に過ぎないのですから、それも仕方ないことです。

日本における総合診療医は、あくまでも疾患横断的な総合診療、つまり内科、外科、小児科、皮膚科などすべての診療科を診るというイメージが一般の人には強いと思います。しかしイギリスや他のヨーロッパのプライマリ・ケア医にとっては、病気を「総合的に診る」ことは当たり前で、さらにその上の、心（心理）、体（病気）、さらに社会（地域）の三つをすべて診る、これがプライマリ・ケアです。このことは日本の医師教育において、医学生の教育、研修医の教育、専門医の教育の中でもあまり重視されていないと言わざるを得ません。

医師が社会までも診るということは、非常に大事なことです。今回のコロナ禍でも、日本の医師には病気を診る意識が非常に強く、社会を診る意識が弱いように感じます。たとえば日本では感染拡大を防ぐために「学校を休校に」また「イベントは中止、観光・飲食業は休業を」という方針が出ました。

たしかに感染症予防の視点で言えば、人と人との接触を減らすことは当然の対応でしょう。事実、イギリスでは日本より遥かに厳しいロックダウンがおこなわれました。日本の１００倍の死者が出ていますので、これも当然の処置でしょう。

しかし、休校やソーシャルディスタンス、興行や観光、飲食業を止めるということが社会へ及ぼす影響は、それを主張する医師の想像を遥かに超えるくらい甚大です。子どもの心身の成長阻害、孤立家庭でのＤＶの発生、企業の倒産、貧富の差の拡大など、社会のさまざまな面に莫大な影響を及ぼします。

とくに、新型コロナウイルスの被害が欧米に比して遥かに軽微だった日本のような国において、生活・経済を制限することによる社会的被害と、感染症による健康被害、双方のバランスをどう判断するのか、地域住民の幸福にとっては何が大事なのか、こうした判断は非常に重要です。プライマリ・ケア医はそうした面も総合的に診て、初めて一人前なのです。感染症はロックダウンでなんとか凌いだけれど、国の経済も国民生活も精神状態もボロボロになってしまい逆に健康被害も死亡者も増えました、では、プライマリ・ケア医の仕事としては不十分です。

日本ではいままでプライマリ・ケアという概念に馴染みがなかったため、医師には主に病気の診断・治療または予防の業務が期待されてきました。だからこそ、日本の医師業界の中でも「休校要請」「経済自粛」に対する異論はほとんど出ませんでした。もちろんそれはある意味医師としてはあるべき姿です。しかし、プライマリ・ケア医としては社会を診る視点も必要です。

もちろん私も、「致死率50％」というような感染症のパンデミックであれば休校でもロックダウンでも何でも支持します。しかし、結果として日本の死亡率は欧米の１００分の1でした。日本だけでなく中国、韓国、台湾も同様です。１００分の1が何回もというのは、天文学的に低い確率です。これは決して偶然では発生しません。何らかの理由があるのでしょう。

　そう考えると、いったい「休校」は誰を守ったのでしょうか。社会全体を診るプライマリ・ケアの視点があれば、医師業界の中での議論が少しずつ中庸の方向へシフトする余地があったのではないかと思います。

## なぜ日本ではプライマリ・ケア医が育たないのか？

　こうして医療の世界だけでなく、社会全体を見る医師を養成するということは本当に大事なことです。そのための第一歩は、「プライマリ・ケアのような医療こそが実は大事なのだ」という意識が国民の中で醸成されてゆくことです。現状の日本では医師にも市民にもプライマリ・ケアが大事だという認識がほとんどないでしょう。それでは医師の98％が、総合診療専門医（いまの日本ではプライマリ・ケア医に最も近い専門医資格）ではなく内科や外科をはじめとした専門医を選ぶのも当然です。

　プライマリ・ケア医には豊富な経験が必要です。日本で総合診療医になるためには、最も厳しい研修では専門医資格を得られるまでに5年かかります。イギリスでも、プライマリ・ケア医の研修は3年、さらに認定試験は非常に難しく、厳しいハードルが課されています。

　イギリスの医療制度は、サッチャー首相（当時）が掲げた新自由主義政策に従い大幅に医療費を削った結果、1990年代にかなり厳しい状況を迎えました。イギリスの医療はすべて税金で運営しているので、医師の給与もだいぶ落ち込み、国民の医療への信頼度も落ちました。そのためEUの他の国に医者が流出したりしましたが、ブレア首相以降は医療立て直しの政策に舵を切りました。

そうして現在は再び、予算を医療に潤沢につぎ込むようになり、その結果として国民の医療制度への信頼が大きく回復されたのです。これは日本も見習うべき姿勢だと思います。

ただ、いまの日本の医療のような、患者も医療機関も自由に医療を需要・供給できる「自由市場」を前提に構築された医療システムでは投入した資金も「市場の失敗」にほとんど吸収されてしまい、国民の真の健康や幸福には結びつきません。これについては次章で詳しくお話しします。

## ●ドイツ

### 病院の65％が公立・公的病院

ドイツも日本よりプライマリ・ケアが進んでいます。しかし、日本に似ているところもあります。それは、たとえば医療をまかなう国家予算が税方式ではなく社会保険方式だという点です。

他方で日本と大きく違うのは、公的病院が多く、民間病院が少ないことです。慈善団体、赤十字社などが運営する公的病院まで含めると、ドイツの病院の約65%は公立・公的病院です[*12]。そのため、医療と言えば警察や消防と同じような「公的」な存在だ、という意識が日本に比してかなり高いようです。

これは、民間病院が約7割を占める日本に比べて、国や公的機関の医療機関に対する指揮命令系統を一定程度保持しているということも意味するでしょう。新型コロナウイルスをめぐる病院の動きを見ても、ドイツでは国としての公的な統率がしっかりとれている様子がよく表れていました。

## コロナ対策の医療体制をスピーディーに整備

世界一病床を多く保有する日本で、臨時の感染症病床としてホテルが使用されたのに対し、病床数が日本の4分の1〜5分の1しかない先進諸外国でも基本的に病院の病床が使われました。ドイツは病床数の比較的多い国で、世界第3位です[*13]。それでも人口あたりで日本の6〜7割程度しかありません。

普段はドイツ国内でも「過剰病床」と批判されている病床数の多さですが、今回のコロナ禍ではそれが幸いしたようです。

ドイツの病院に勤務する日本人医師・岡本真希氏によるドイツの病院事情のレポートでは、非常に示唆に富む話が紹介されていました。[*14] このレポートの一部を要約すると、２０２０年３月から４月にかけてのドイツの病院事情は、次のようなものだったそうです。

この医師の勤務する病院は循環器病センター（心臓系）であるため、普段は感染症の受け入れはしていませんでしたが、メルケル首相から新型コロナ患者の受け入れ態勢整備の要請があり、

・待機手術を減らしすべての予定手術が延期となった（※「待機手術」とは日程を予定して計画的におこなわれる手術のこと。救急疾患ではないため緊急性は低い）

・待機手術中止による空床１床に対し、１日あたり５６０ユーロ（６万５０００円程度）、ＩＣＵ１床増設に対し５万ユーロ（６００万円程度）の助成金が決定した

ということです。

その結果、数日のうちに一気に病棟はガラガラになり、院内にコロナ専門のＩＣＵ病床も増設されました。さらにその間に、コロナ感染管理対策を病院全体でおこないました。

その結果、

・国としてドイツ全体のＩＣＵ病床を２万８０００床から４万床まで増やす（日本はその時点

で６５００床）ことが計画された

・現在、ドイツの医療現場は「余裕感」すらある

ということでした。聞くところによると、ドイツでは各町に一つのクリニックを指定してコロナ専門クリニックにしたと言います。また広域地域（市レベル？）に一つの病院をコロナ感染症専門病院として全国にまんべんなく配置・運営しているので、市民はコロナ感染を疑ったときの次の行動に迷うことは一切なかったそうです。

こうしたコロナ対策の医療体制を数週間で急ピッチに整備したことで、その時点で医療崩壊どころか病床にかなりの余裕があり、フランスやイタリアからも患者を受け入れていた、とのことでした（事実、ドイツの死亡者数はヨーロッパ諸国の中でも圧倒的に少数でした）。

## 病院が公的な存在だから可能だった「いざ鎌倉」

一方、日本ではドイツに比べて人口あたりの病床数が約１・５倍あり、死亡者数はドイツの10分の1にも満たないのに（人口あたり、２０２０年8月31日現在）、コロナ感染対策病床の逼迫が叫ばれ、都道府県によっては実際に一時的に足りなくなったところもあったのです。[*15] 国内病床の１・９％しか新型コロナ対策に使われなかったのですから、東京都のようにホテルを使って軽症・無症状患者を受け入れたのも「さもありなん」です。

ドイツの場合はもちろん、多額の国家予算を使ったから急ピッチな医療整備がうまくいったところがあるわけですが、こういうあり方こそ、本当の「いざ鎌倉」体制だと言えます。ロックダウンによる経済保証も、ドイツでは個人事業主に60万円が1週間で振り込まれたと言います。「感染症病棟を常設しろ」というのではありません。本当に必要なときに、国全体で一気に体制を変えられる、その姿勢を保持しておくことがいかに大切か、がわかる話です。

ドイツは国からの補助金をそんなにもらってＩＣＵを増やしても、感染が収まれば使われなくなるのだから、経費がかかり無駄になるのでは？と心配する人がいるかもしれません。たしかにその心配がないとは言えませんが、ただ、重要なのは運用です。

ＩＣＵを4万床作ったからといって、それを今後も維持しなければいけないわけではないのです。人工呼吸器を倉庫に戻せば、再び一般病床として使えます。ＩＣＵでは、人員も医療機器も多く必要となりますが、それらを元に戻せば一般病床になります。普段は4万床もいらないのですから、コロナ収束後に、ドイツはまた元の病床に戻すはずです。先程の循環器病センターだって、待機手術を延期したままでは患者さんが困るでしょうから、コロナ禍が落ち着けばまた病床も元に戻るはずです。

民間にお任せ、ではなく「公」としての病院という意識があれば、状況の変化に応じて資源の適正配分を再びスピーディーにおこなえるでしょう。

## ●アメリカ

### 非常に手薄な医療保険、非常に高額な医療費

アメリカは、ニューヨークを中心に、まさに「ゴジラ」級の新型コロナウイルスに襲われました。人口あたりの死亡者数は日本の50倍以上です。伝え聞くところによると、ニューヨーク市内には野戦病院のような状況が生まれ、ご遺体の置き場所としてスケートリンク等まで使わないと間に合わないほどだったようです。

アメリカの医療制度で特筆すべき点は、医療の提供が基本的に自由診療で、しかも医療保険が非常に手薄であることと、それに伴い医療費が非常に高いことです。

アメリカの病院で多いのは民間病院です。アメリカの他分野の経済政策と同じで、医療提供も基本的には自由に任されています。そのため、医療が「公的」なものである、という感覚は乏しいと言わざるを得ません。

医療保険に関しては、日本とは大きく異なる制度を採用しています。オバマ大統領（当時）による、いわゆる「オバマケア」で医療保険の充実・整備を大きく進めようとしましたが、トランプが大統領になった途端にそれらの動きは停滞して現在に至ります。

さらに、アメリカの医療保険会社は医療機関に対して、非常に厳しい査定をおこないます。日本でもたとえばがん保険などのいわゆる疾病保険で、実際にお金が下りるかどうかの査定が厳しい、と聞くことがあります。家族ががん保険を契約していたのに「○○の条項があったために保険金が下りなかった」といった経験をされた方もおられるのではないでしょうか。

アメリカの保険会社による、医療機関への支払い査定が非常にシビアだというのは、たとえばこういうことです。医療費１００万円の手術をした場合、自己負担が1割の設定なら、病院側は患者さんに10万円を、保険会社に90万円を請求します。ところが「この程度の症状で手術はみとめられない」「この症状にこの薬はみとめられない」などと厳しい査定がおこなわれ、実際に90万円が支払われないことがあるのです。

その点日本は、このような査定がかなり緩く、保険機関から「支払わない」と言われることはアメリカに比して非常に稀です。病名や症状などの要件さえ記載してあればほとんどの場合は支払われます。その意味では、日本の医師は医療の提供に経済的な制限があまりないと言っていいでしょう。

国全体の医療費で言うと日本も高いほうですが、アメリカの医療費の高さはダントツで世界一です[*16]。国の医療費は、その国のＧＤＰ（国内総生産）のうち医療費が何％を占めるかで比較されます。先進各国はだいたい10％前後です。日本も10％台ですが、それでも医療費が高い国のトップ5に入ります。

ただ、アメリカは17％で、2位を引き離してダントツの医療費世界1位です。アメリカの医療制度は、医療を民間の自由診療（ある意味自由市場とも言えます）に任せているのに、それでも最適化されていない、最もわかりやすい例だと言えます。しかも、現在も医療費はどんどん上がる一方です。

## 貧富の格差が浮き彫りになる

新型コロナウイルスの感染状況を見てみると、アメリカではもともと医療保険に入っていないような貧困層、低所得の人たちの間で感染が広がりました。これには貧困層の多くはリモートワークが難しく、職場や生活環境ではいわゆる「3密」が防ぎにくいといった問題がまずあります。

その問題に輪をかけて、医療保険に入っていない無保険の層が病院に行けなかった、という側面も大きいと思います。いまは検査無償化が広がっているようですが、1〜3月の感染初期はそれもなかったため、検査もされず隔離もされず、感染をいっそう広めるという悪循環に陥った可能性は十分にあるでしょう。事実、アメリカ国内では黒人や先住民系の比較的所得の低い人種の死亡率がかなり高めに出ているようです。[*17]

貧富の差が原因で検査や治療を受けられるか否かが決まるのは、本当に悲しいことです。その意味でも、アメリカのヘルスケア政策には問題が多いと言わざるを得ません。先のイギリスの例では、貧富の差で区別されない医療提供が徹底されています。イギリスでは首相も王室も公的医療については市民と分け隔てがないと言います。財産や地位、階級などと関係なく、国民全員に対して公的な医療の提供が徹底されているイギリスの医療は、アメリカとは対照的と言えるでしょう。

## ●韓国・台湾

### 潤沢にPCR検査をおこなった韓国

前提として、先にも述べたように中国、日本などの東アジアは欧米とは感染者・死亡者数の桁が違います。韓国ももちろん、感染者も死亡者も圧倒的に少ないと言えます。

韓国の特徴は、やはり潤沢なPCR検査をおこなったことです。ただ、私は感染者・死亡者数が欧米に比して少なかったことの原因がPCR検査を多く実施したことにある、という考えには同意しません。基本的に検査は検査で治療ではありませんし、欧米の国々にもPCR検査を大々的に実施した国があるにもかかわらず、やはり死亡率は高かったからです。

ちなみに病床数で、韓国は日本に次いで世界第2位です。[*18] 民間病院が多い点も、日本と似ています。全病院中に民間病院が占める割合は日本よりも大きく、約94%です。[*19]

さらに韓国も、日本と同様に医療保険制度をとっています。ところが、それだけ病床のある韓国でも感染症病床が足りなくなりホテルのような施設を利用したと言います。そのため、コロナ禍の初期は一部で医療崩壊した地域もあったようです。

ただ最終的には韓国にやって来たコロナ禍も体長１００メートルの「ゴジラ」ではなく、体長1メートルの「ジャガー」でした。欧米に比して１００分の1の死亡率だったわけですから、結果的に大きな被害が出たとは言えません。こうした事態を「韓国モデル」と呼び、成功事例として扱うこともあるようですが、実際のところは日本と同様、結果オーライだったように思います。

何度も繰り返しになって恐縮ですが、１００分の1の確率のものがいくつも並ぶというのは天文学的に低い確率です。偶然と考えるのは無理があるでしょう。そこには何らかの必然的な要因があったと考えるのが自然だと思います。そして、それは検査が非常に少なかった日本でも、徹底的に検査をした韓国でも、全体的には同じ傾向です。そういう意味で、検査数が多いから韓国が成功した、という言い方にはやはり疑問を感じます。

## 島国の利点を生かし封じ込めに成功した台湾

感染者が非常に少なかったのは、台湾も同じです。台湾はもともと、日本や韓国と比べても人口の少ない島国なので、完全な封じ込めが功を奏したと言えます。感染者数は５００人以下、死亡者は10人以下（２０２０年8月31日現在）。感染経路もほとんどすべて追えています。都市封鎖させやすい国だという、地理的な利点もあったでしょう。

しかし、日本でも韓国でも台湾でも中国でも、これだけ死亡者数が少なかったのは医療制度や政策がうまくいったからということにもまして、他にもっと根本的な要因があるように思います。台湾はたとえばマスクの配給制を早期に整えましたが、やはりこれが原因で感染が広がらなかったと考えるのは無理があるでしょう。韓国と同じように、そこには何らかの要因、たとえばＢＣＧ仮説や既存コロナウイルスによる交差免疫仮説などが前提にあったと考えるほうが自然なのではないかと思います。

---

＊1―Kenji Mizumoto and Gerardo Chowell, Estimating Risk for Death from Coronavirus Disease, China, January–February 2020, Emerging Infectious Diseases Volume 26, Number 6- June 2020

＊2―YouTube スウェーデン移住チャンネル「【現地在住日本人解説】日本はスウェーデン式を導入すべきか　マスコミが報道しない真実【新型コロナ】」（２０２０年5月24日）

＊3—福本一朗：北欧のプライマリ・ケア—患者中心の北欧医療、「日本プライマリ・ケア連合学会誌」２０１０年33巻２号

＊4—テレビ朝日「報道ステーション」：スウェーデン〝収束〟の理由は…現地医師に聞く（２０２０年８月27日）

＊5—スウェーデン社会庁：Statistics on COVID-19

＊6—OECD Data：Hospital beds (2019)

＊7—BBC NEWS JAPAN：イギリスで介護施設の死亡急増、政府は病院以外の死者数も発表へ　新型ウイルス（２０２０年４月29日）

＊8—Emma Hawe and Lesley Cockcroft, OHE Guide to UK Health and Health Care Statistics Second Edition, The Office of Health Economics 2013

＊9—Maintaining pride in the NHS: The challenge for the new NHS Chief Exec, Ipsos MORI, 8 May 2014

＊10—橋本佳子：「内科15・２%減、外科10・７%減」、専攻医の領域別割合、m3.com（２０１８年１月４日）

＊11—ＯＥＣＤ編著・鐘ヶ江葉子訳『図表でみる世界の保健医療　ＯＥＣＤインディケータ（２００９年版）』明石書店、２０１０

＊12—厚生労働省：海外における医療法人の実態に関する調査研究（平成28年度）

＊13—OECD Data：Hospital beds (2019)

＊14—岡本真希：【ドイツ便り】ドイツの臨戦態勢から学ぶ院内感染の防御策、m3.com（２０２０年４月19日）

＊15—COVID-19 Japan 新型コロナウイルス対策ダッシュボード

＊16—OECD Data：Health Spending (2019)

＊17—APM Research Lab. THE COLOR OF CORONAVIRUS: COVID-19 DEATHS BY RACE AND ETHNICITY IN

THE U.S.

＊18—OECD Data：Hospital beds (2019)

＊19—経済産業省：平成26年度 新興国マクロヘルスデータ、規制・制度に関する調査（韓国）

# 第4章

# 日本の医療をめぐる7つの誤解

日本は病床数が世界一多いということは、本書でも繰り返し述べてきました。人口あたりで日本は現在、イギリスやデンマークの約５倍の病床を持っています。このこと自体は、一見恵まれていることのように思えます。

しかし、それにもかかわらず今回のコロナ禍ではそれらの病床が有効活用されませんでした。いくら病床数が多くても、突然の感染症パンデミックに対して使われる病床がわずか１～２％だったら、医療に対する不安が募るだけです。

私は医師として財政破綻をした夕張で地域医療に携わった経験、そして医療経済ジャーナリストとしての視点から、日本の医療が抱える構造的な問題を訴えてきました。今回のコロナ禍では、その問題が、より露わになったように思います。

今回のようなパンデミックが起きても安心できる医療体制にするには、たんに「感染症用の病床数を増やせばいい」「医療従事者を増やせばいい」といったことでなく、もっと根本のところから考え、変えていかなくてはなりません。

そのためには、まず、私たちが現状を正しく認識していくことが必要です。

そこでこの章では、日本の医療に対する私たちの思い込みや誤解を、７つのポイントに絞って解説していくことにします。

# 誤解①　病床が多いと平均寿命が延びる

## 病床を減らしながら平均寿命を延ばしてきた世界の国々

まず客観的事実として、日本の病床数の多さがどれほどかを確認します。

次ページ図４－１のバブルチャートの始まりは１９７１年、いまから50年ほど前のデータです。横軸が人口あたりの病床数、縦軸が平均寿命、円の大きさが医療費（対ＧＤＰ比）です。アメリカ（ＵＳＡ）、日本（ＪＰＮ）とありますが、約50年前なので、平均寿命が日本では70歳代です。これ以降、どの国も平均寿命が長くなっていきます。

注意してほしいのは、病床数が増えるにしたがって平均寿命が延びる国と、病床数を減らすにしたがって平均寿命が延びていく国があることです。

図４－２は約50年後の世界です。日本は病床数も増え、平均寿命も延びます。グラフで言うと右上の方向に進んでいます。一番右にいるということは人口あたり病床数が世界一ということです。一方、アメリカもイギリスもフランスもスウェーデンもいわゆる先進国を含めほぼすべての国々は左上の方向に進んでいます。世界のほとんどの国は病床を減らす方向で進んできたことがわかります。つまり、病床数を減らしながら、それでも平均寿命を延ばしてきたので

## 図4-1 OECD各国の病床数・平均寿命・医療費（1971年）

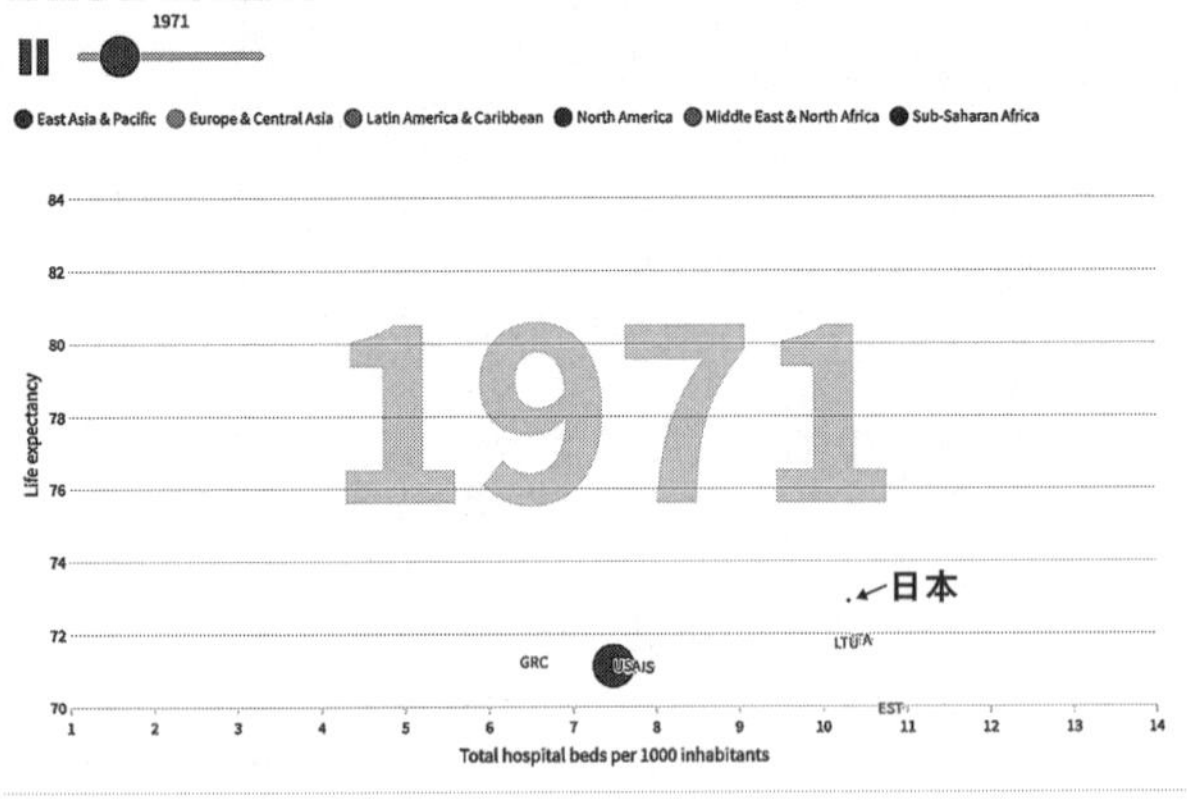


出典：OECD Dataをもとに著者作成

## 図4-2 OECD各国の病床数・平均寿命・医療費（2015年）

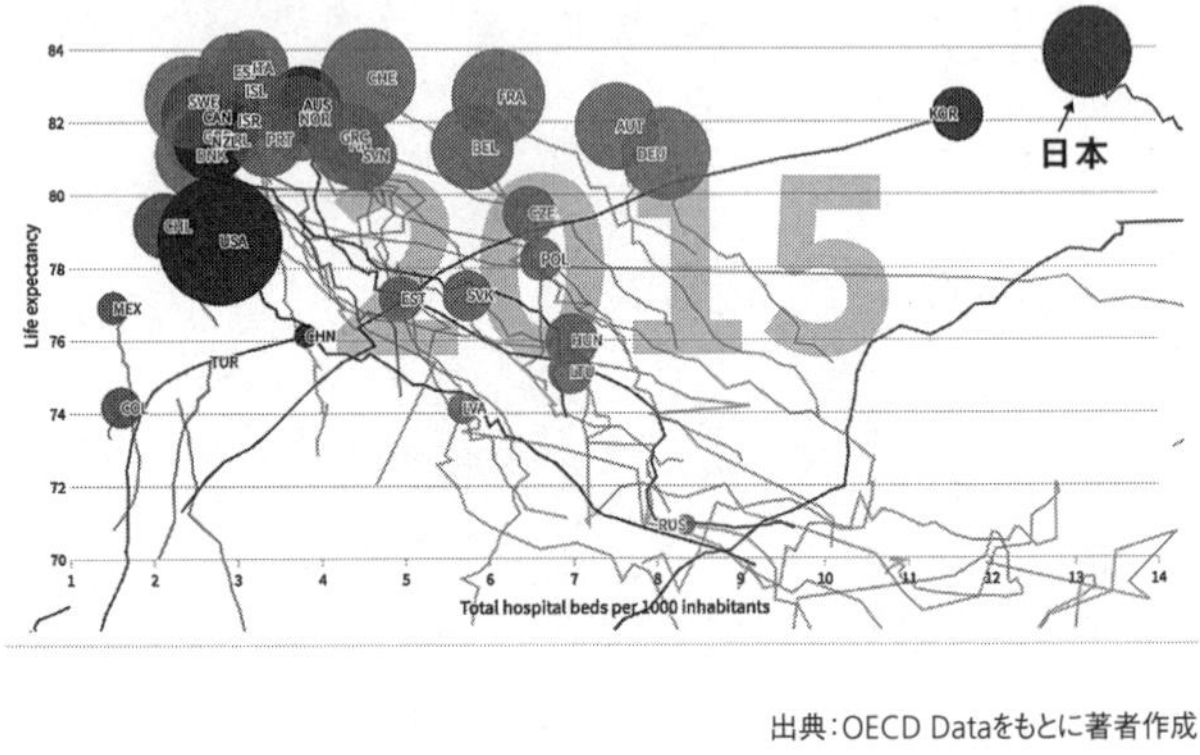


出典：OECD Dataをもとに著者作成

す（この約50年の推移がわかる動画もあります。左下ＱＲコードからアクセスしてみてください）。

病床を増やしてきたのは日本、中国、韓国など、ごく一部に過ぎません。そういう意味で日本は世界全体の大きな流れから外れています。

病院・病床数の増加は医療が豊かな証拠であり、だからこそ世界人類の平均寿命が延びたのだ、と思っている人が多いのではないでしょうか。もちろん、医療の進歩のおかげで平均寿命が延びた側面はあるはずです。衛生環境や食べ物が良くなる、健康に気をつける人が増える、なども平均寿命が延びた要因でしょう。しかし、病床を増やしたことで平均寿命が延びたわけでは決してないことが、この世界全体のデータを確認することで理解できるはずです。事実として、病床が増える／減るは平均寿命にほとんど関係ないと言えます。

## 病床数と平均寿命は関係がない

では日本国内に限って見てみると、どうでしょうか。次ページに都道府県別の病床数と平均寿命についてのデータがあります。

男性のグラフからは、「病床が多い県ほど平均寿命が短くなっている」と読みとることもできますが、女性は逆です。しかもグラフ全体を見れば

## 図4-3　都道府県別人口10万人あたり病床数と平均寿命の関係（男性）

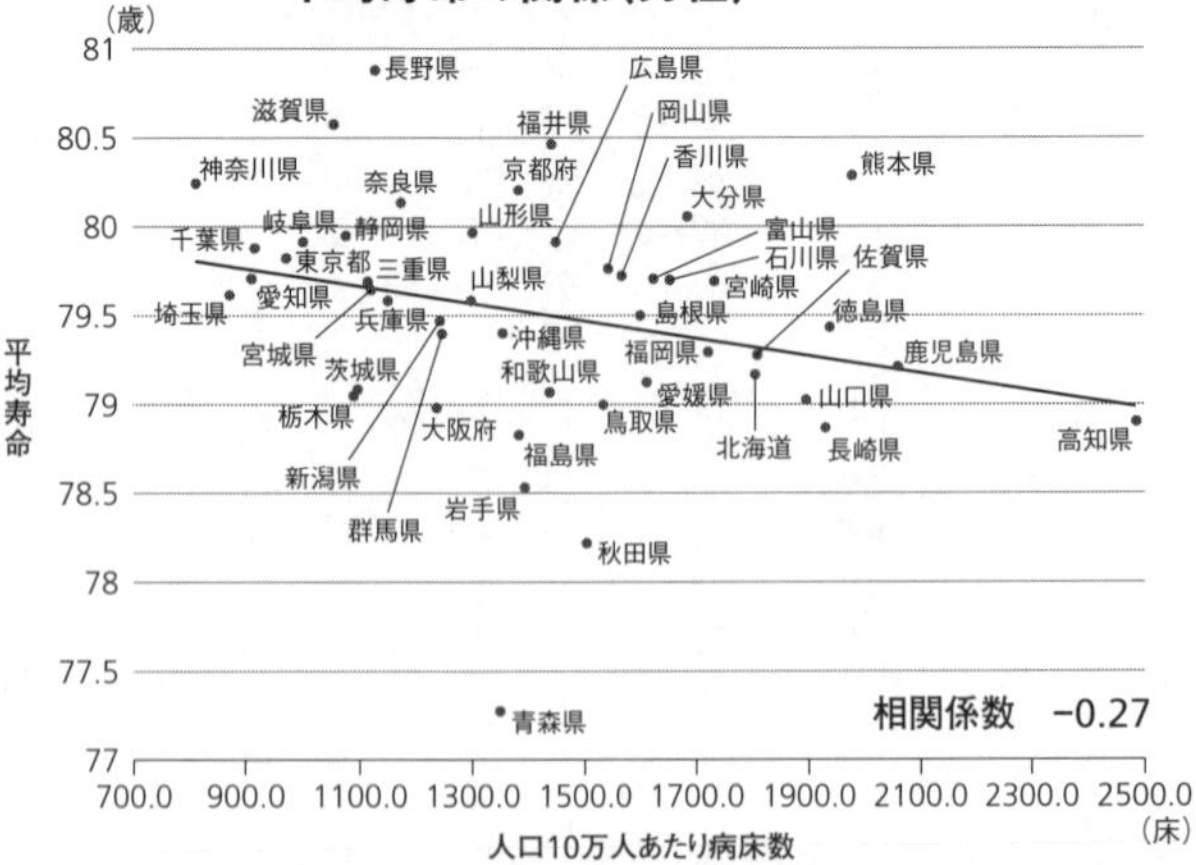


出典：厚生労働省：都道府県別生命表の概況・医療施設調査（平成22年）

## 図4-4　都道府県別人口10万人あたり病床数と平均寿命の関係（女性）

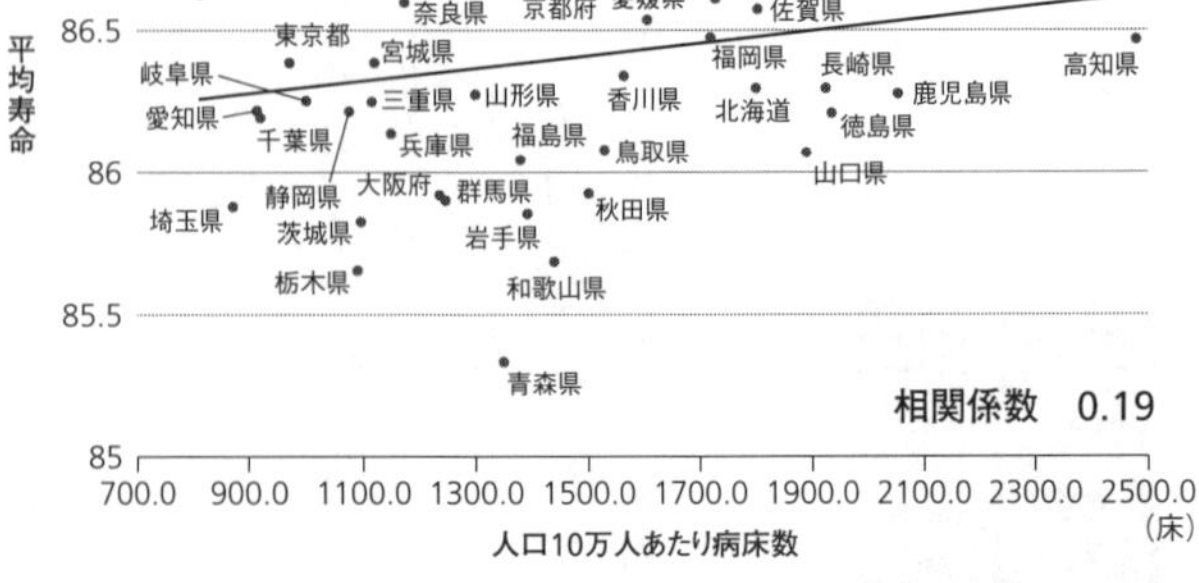


出典：厚生労働省：都道府県別生命表の概況・医療施設調査（平成22年）

一定の傾向がある、と言うよりバラバラに見えます（相関係数が±0・2前後で低値ということは、グラフがバラバラということです）。ですから、「病床数と平均寿命の関連性は低い」と言うのが正解でしょう。

逆に言えば、「病床が少なくても、寿命や健康を上手に維持できる」と読むこともできます。長野県などは、病床が比較的少ないほうの県ですが、平均寿命は男女ともにこの当時日本一でした。

つまり日本ではすでに、健康や寿命に影響が出ないほどに医療が整備されている状態だ、ということなのかもしれません。事実、日本で一番病床の少ない神奈川県でさえ、アメリカ・イギリスの約3倍の人口あたり病床数です。

やはり日本のデータにおいても、世界におけるデータで確認した内容と同じく病床数が平均寿命に影響を与えると考えることはできないでしょう。

## 日本はCT、MRIの保有数も世界一

日本が世界一なのは、病床数だけではありません。医療機器であるＣＴ、ＭＲＩの人口あたり保有台数も、日本は世界で2位を大きく引き離して1位です[*1]。

日本では、町のクリニックでもＣＴ、ＭＲＩを持っているところがあります。ところが世界

レベルでは、これはまったく「当たり前」ではありません。欧米では、こうした医療機器は専門病院や大きな総合病院に行かないとないのが普通です。

ただ、病床数が平均寿命の長さに関係しないという先のデータもあわせて考えるならば、ＣＴ、ＭＲＩの数が世界標準より突出して多いことも、「恵まれている」と単純には喜べないかもしれません。ＣＴ、ＭＲＩ保有台数が多い分、日本人は健康になっているか？と言えば、１１４ページの平均寿命のグラフの通りそこまでではないでしょうし、先述の通り、これほどの病床・医療機器を持っていても、日本人の医療に対する満足度は決して高くないからです。

## 誤解②　全国どこでも同じような医療が受けられる

### こんなに違う、胃ろう造設術・MRI撮影の件数

次に国内の状況について考えてみましょう。１２０ページの図４－５をご覧ください。人口あたりの胃ろう造設術（胃ろうを造る手術）の件数を都道府県別に「見える化」したものです。

全国平均を１００とすると、沖縄県が１８５で日本一です。沖縄では全国平均の2倍近くも

胃ろうが普及していることになります。2位が鳥取県で１７４。3位は大分県で１６６、お隣の熊本県は85ですから、大分県とは約2倍の差があります。

それにしても、1年間に全国で胃ろう造設術が5万９０００件もおこなわれているとはデータを見て驚きました。

都道府県別の、ＭＲＩ撮影件数についてのデータもあります（図４－６）。

北海道が１３５で1位です。最も少ない岩手県は49で、北海道とは約２・８倍もの開きがあります。

これらのデータを見てわかるのは、日本は都道府県によって受ける医療にこれだけの違いがある、ということです。同じ日本の中で、同じ医療システムの中でもこれだけ医療の需要量・供給量に差があるというのはどういうことなのでしょうか。地域や都道府県によって2倍も3倍も病気や障害になりやすいなんていうことはありません。なお、このデータは年齢構成を調整済みですので、高齢者の多さ・高齢化率の差も関係ありません。

これは、１２３ページの図４－７でさらに顕著に、そして露骨に表現されています。

## 高知県民は静岡県民の2倍入院している？

それが医療費についてです。図４－７をご覧ください。

## 胃ろう造設手術数（総数59,496件）

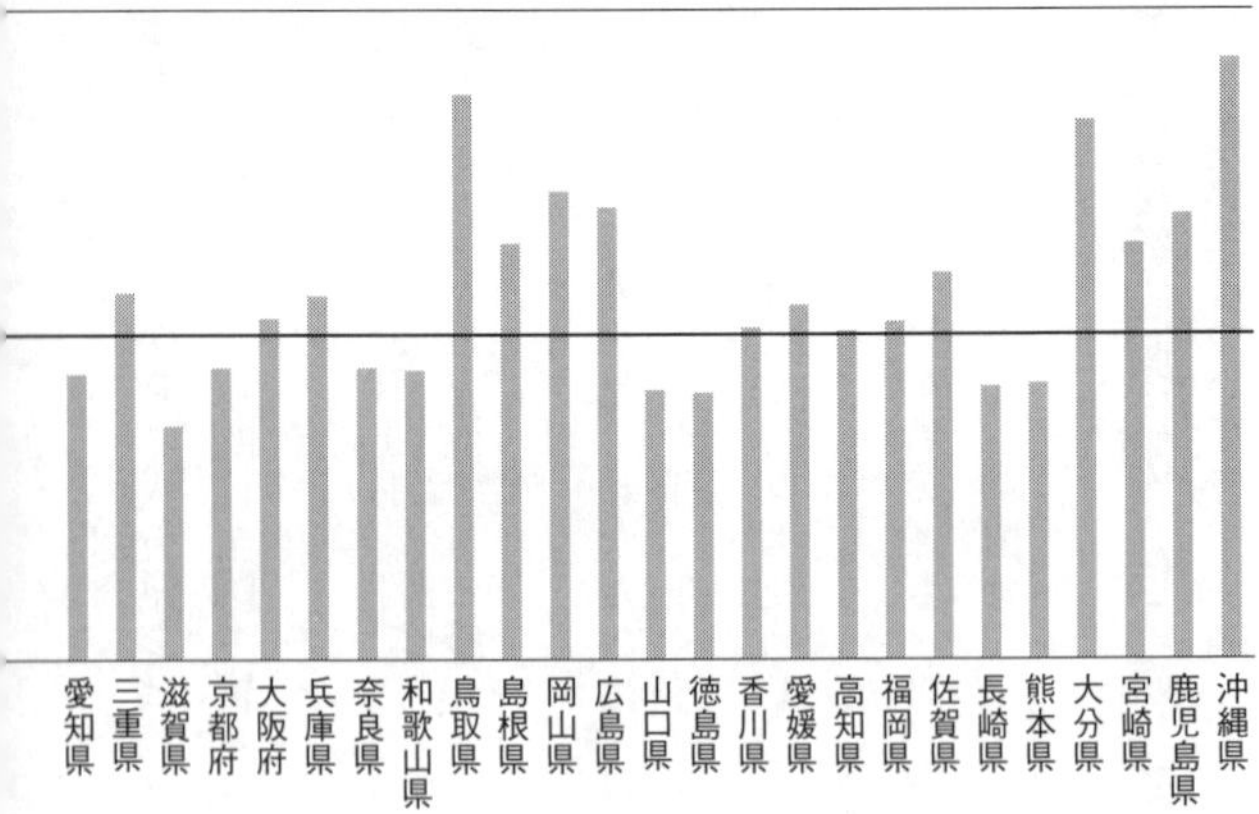


出典：内閣府：NDBからみた 都道府県別医療提供状況
【SCR（性・年齢調整標準化レセプト出現比）による比較】（平成27年）

## MRI撮影件数（1.5テスラ以上の機器）

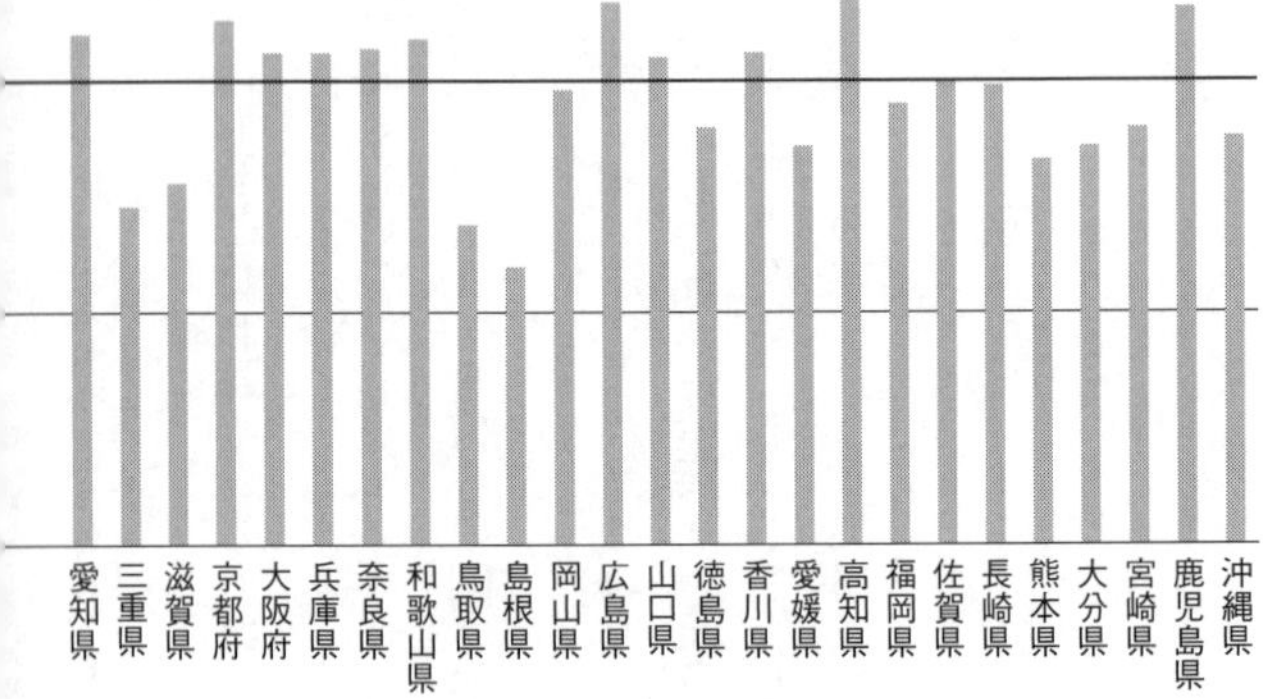


出典：内閣府：NDBからみた 都道府県別医療提供状況 【SCRによる比較】（平成27年）

## 図4-5 都道府県別の

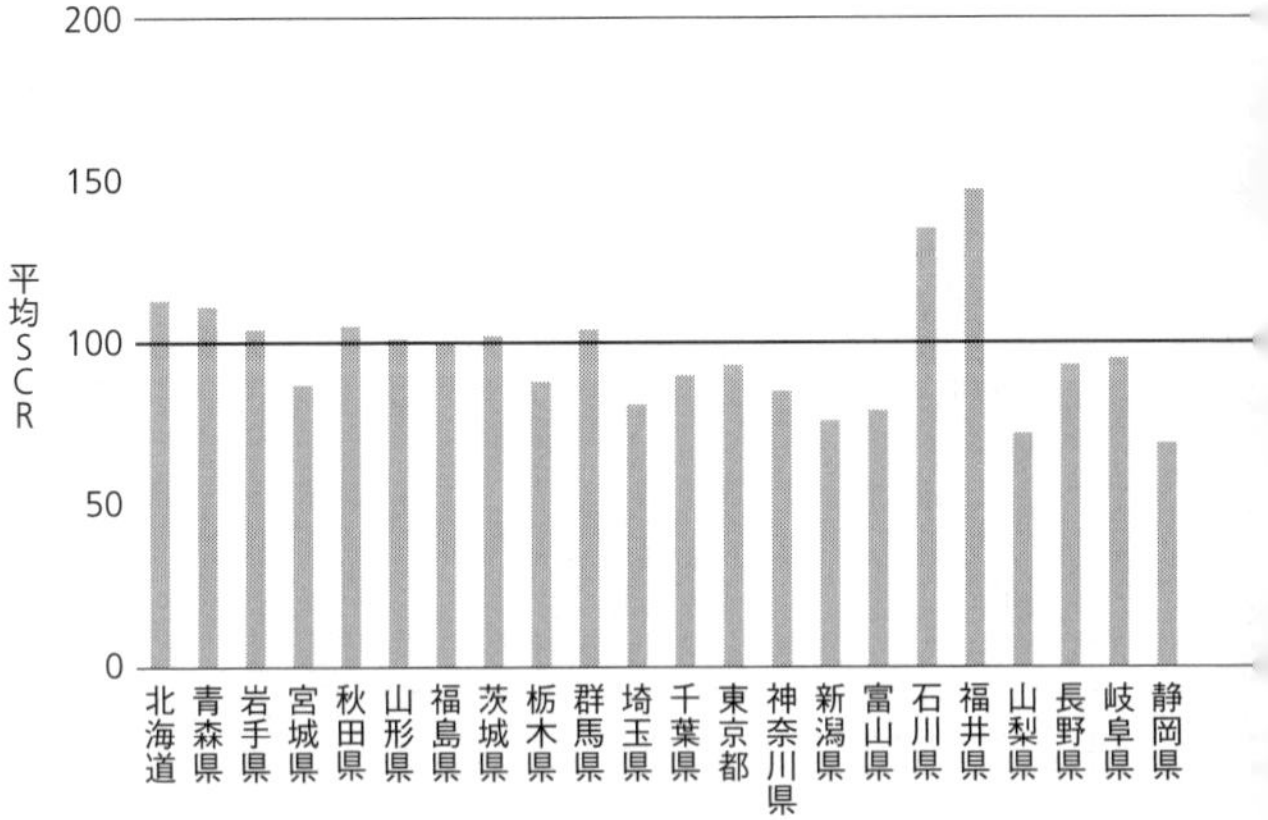


## 図4-6 都道府県別の

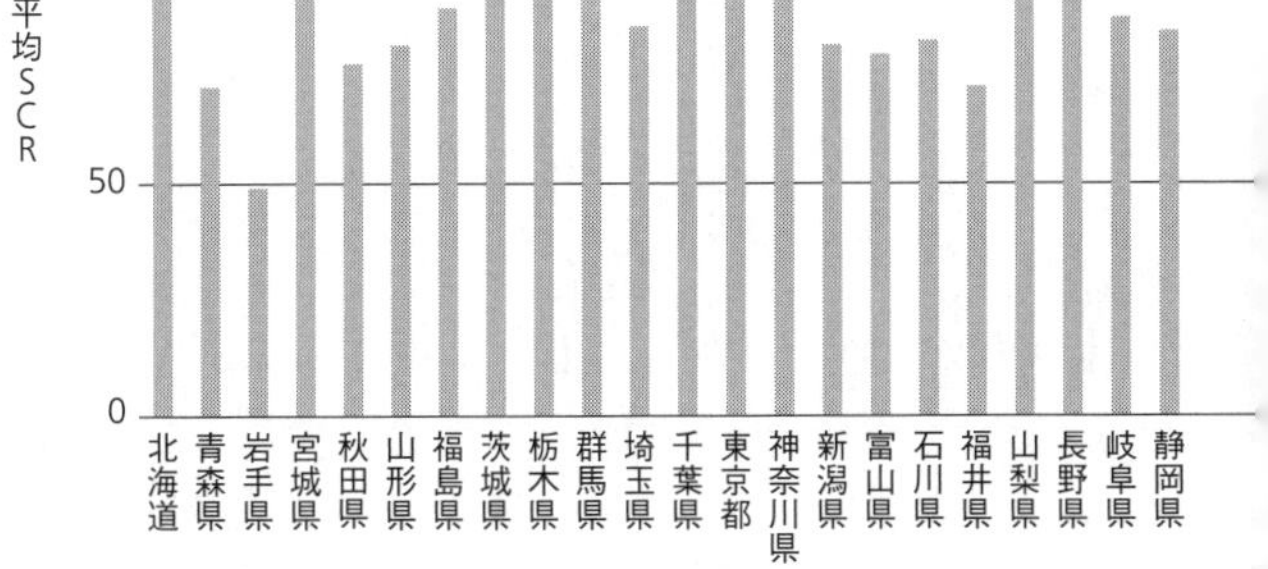

横軸が人口10万人あたりの病床数、縦軸が一人あたりの入院医療費です。入院医療費は、入院した人に対して発生した医療費のことです。それを、入院している人もしていない人も含め、その都道府県の全人口で割った額が「一人あたりの入院医療費」です。高齢化率等を調整した後の数字になっています（高齢者が多い地方のほうが都市部より医療費が高くなるのは仕方がありませんが、そういう影響を調整した後の数字だということです）。

私はこのデータを見たとき、愕然としました。医師を続ける気が失せるほどの衝撃を受けたのです。

高知県民は1年間に34万円を使っているのに対して、最も低い静岡県は19万円しか使っていません。ほぼ2倍、つまり高知県民は静岡県民より2倍近く入院しているということです。入院回数が2倍なのか、入院日数が2倍なのかはわかりませんが、現実として入院費に2倍お金を使っているのです。

さらに、高知県は人口10万人あたり２５２２の病床を持っているのに対して、神奈川県は８１０床。つまり高知県は神奈川県の３倍、病床を持っています。まず、それ自体がそもそもおかしなことです。高知県民が神奈川県民の３倍多く病気になっている、あるいは病気になりやすいわけではないからです。事実、平均寿命が全国トップクラスの長野県は、病床はむしろ少ないほうです。

## 図4-7　入院医療費（年齢調整後）と病床数の関係

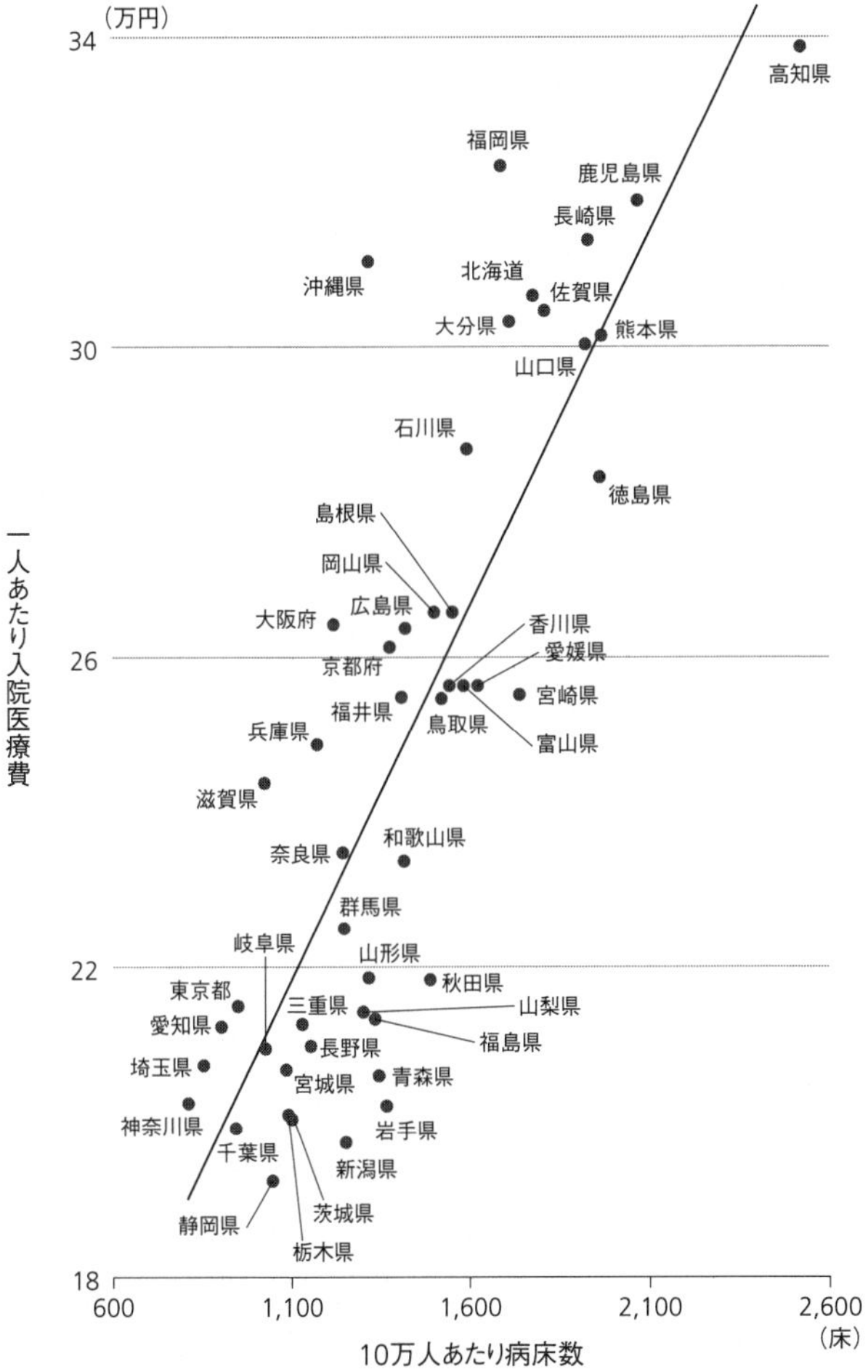


出典：病床数：厚生労働省「平成27年度医療施設調査」、一人あたり入院医療費：厚生労働省「平成27年度医療費の地域差分析」　財政制度等審議会財政制度分科会資料（平成30年10月30日）

## 病床を埋めるために病人が作られている？

なぜ、同じ医療保険・医療システムなのに一人あたりの医療費が都道府県によってこれほど違うのでしょうか。

どの都道府県民も病気になる割合に大きな違いはないはずです。同じ日本人なら、がんになる確率も、心疾患になる確率も大差ないでしょう。ですから、このグラフは本来ならほぼ横一直線になっていないとおかしいわけです。また、そもそも都道府県により病床の多い、少ないがあるのもおかしな話ですので、そう考えれば横一直線ではなく、各点が真ん中一点に集約されているべきです。

このグラフから見えてくるのは、病床数が多い都道府県ほど一人あたりの医療費もかかっている、という事実です。病床が増えれば増えるだけ入院患者が生まれてしまうわけです。本来なら病気になる確率に地域差はないと考えられますから、言い方は悪いかもしれませんが、「病床を埋めるために病人が作られている」と受け取ることもできます。

入院する・しない、の判断にはグレーゾーンが非常に多く存在します。風邪から軽い肺炎になりかけの患者さんなら、毎日通院して点滴治療をしてもいいし、念のため入院してもいいでしょう。その判断は医師のさじ加減でもあります。空きベッドを埋めなくては経営が維持できないという経済的事情があれば、さじ加減は自然に「入院」の方向へ偏っていくでしょう。

極端なことを言えば、医師はたとえば自分の病院の傘下にある高齢者施設の入所者を3カ月おきに検査入院させるようなことだってできます。施設で発熱した高齢者に「肺炎」という病名をつけて全例入院させることだってできてしまうのです。

## 不必要な医療が多数存在する？

病床が多い県ほど一人あたりの入院医療費が高い、という事実は、このような医療側の都合が色濃く反映されていると言っていいでしょう。世界一の病床を持ち、さらに地域によっても病床数に2倍も3倍も差がある日本において、これは大きな問題です。

病床が多い県でおこなわれている入院医療がすべて命に関わる必須な医療、と考えるならば、病床が少ない県では必要な医療がまったく足りていないことになってしまいます。この日本のシステムの裏には、「不必要な医療が多数存在する」と考えるほうが自然でしょう。超高齢社会で医療費が高騰するのは仕方ない、と思っているかもしれませんが、その裏にはこのような実態があるのです。

いずれにしても、限りある貴重な医療資源が、各都道府県でまちまちに、しかもかなりの格差をもって提供されている、という状況が、前述の「病床数」や「ＭＲＩ」「胃ろう」などの現状からはっきりとわかります。この現実は、医療費という問題もそうですが、国民が受ける

「医療の公平性」という意味でも大きな問題があります。

この事実を知ったとき、私は「このような制度の下で医療をおこなっていても、徒労感しか生まれない」、そんな思いに囚われました。

もちろん現場の医師のほとんどは真面目にこつこつ、必死に目の前の患者さんを治療しています。ところが医療制度を俯瞰すると、このデータで示される事実があるわけです。真面目な医師も知らず知らずのうちにこのシステムに巻き込まれているのです。

病院はどうしても、患者を入院させる方向に進んでしまう。本来病床が空いていることは、健康な人が多い証拠でもありますから、喜ぶべきことです。それなのに、「病床が空いているのは罪だ」といった発想さえ生まれてしまいます。

病床が多すぎることで起きる問題は、このように医療費の高騰ばかりではありません。さらにもっと本質的な問題が隠れているのですが、それは次の「誤解③」で紹介しましょう。

## 誤解③ 医師が忙しすぎるのは医師不足だから

### 医師数は32カ国中下から6番目

図4-8 国民医療費の伸び

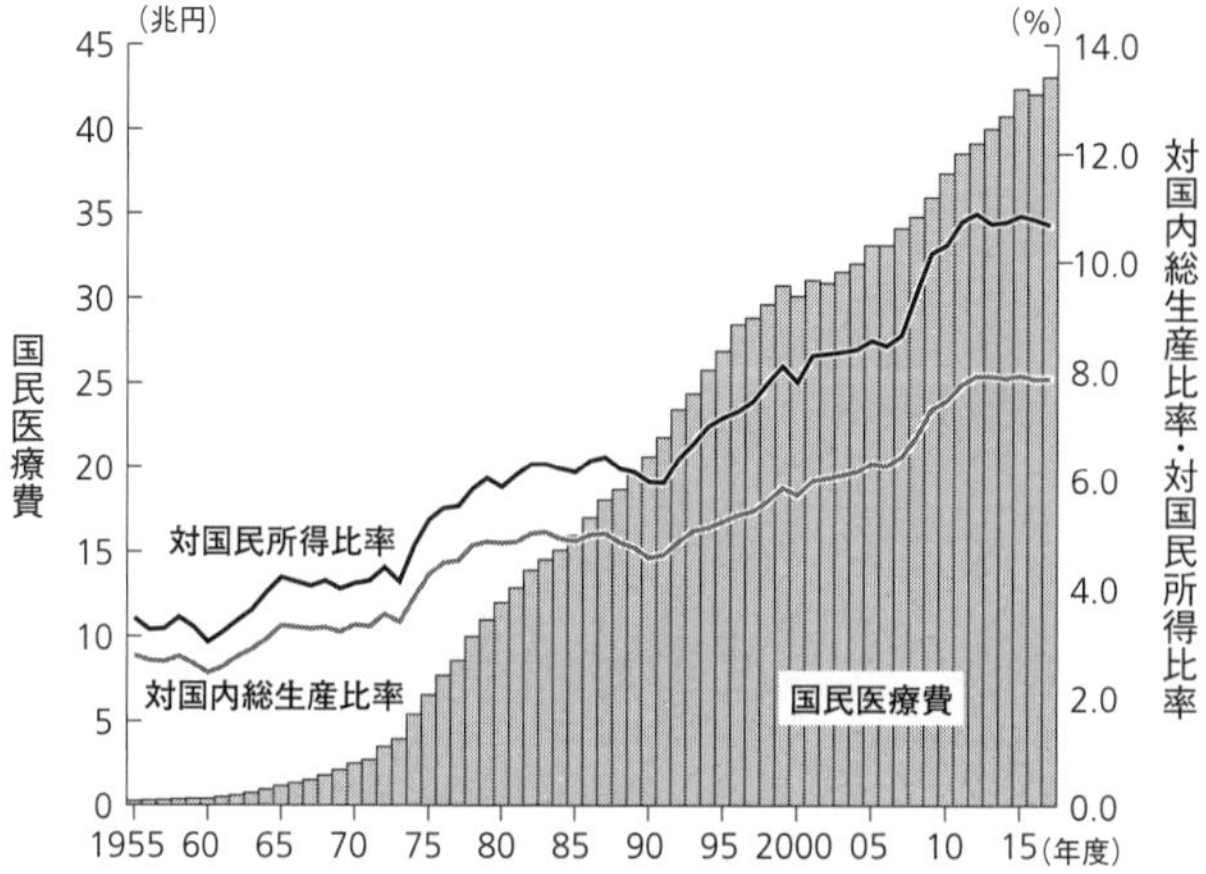


出典：厚生労働省：国民医療費の概況（平成29年度）

日本では戦後に国民皆保険制度が整備されて、国民は治療費のことをあまり考えずにどこでも医療を受けられるようになりました。たしかに、貧富の差なく誰でも医療の受益者となれるこの制度は、「国民に大きな利益をもたらした一大事業」として高く評価されるべきでしょう。

しかし一方で、日本の医療費は膨張を続けてきました。実額ベースでも対国民所得比でも、医療費はかなりの伸び率を示しています。

これではいくらなんでも国の財政がもたないということで、１９８０年代に「医療費亡国論」が唱えられるようになりました。その頃から「医療費上昇の要因」として、「医師数」や「診療報酬」が問題視されるようになります。結果として、医師数も診療報酬も、

## 人口1000人あたり病床数（2019年）

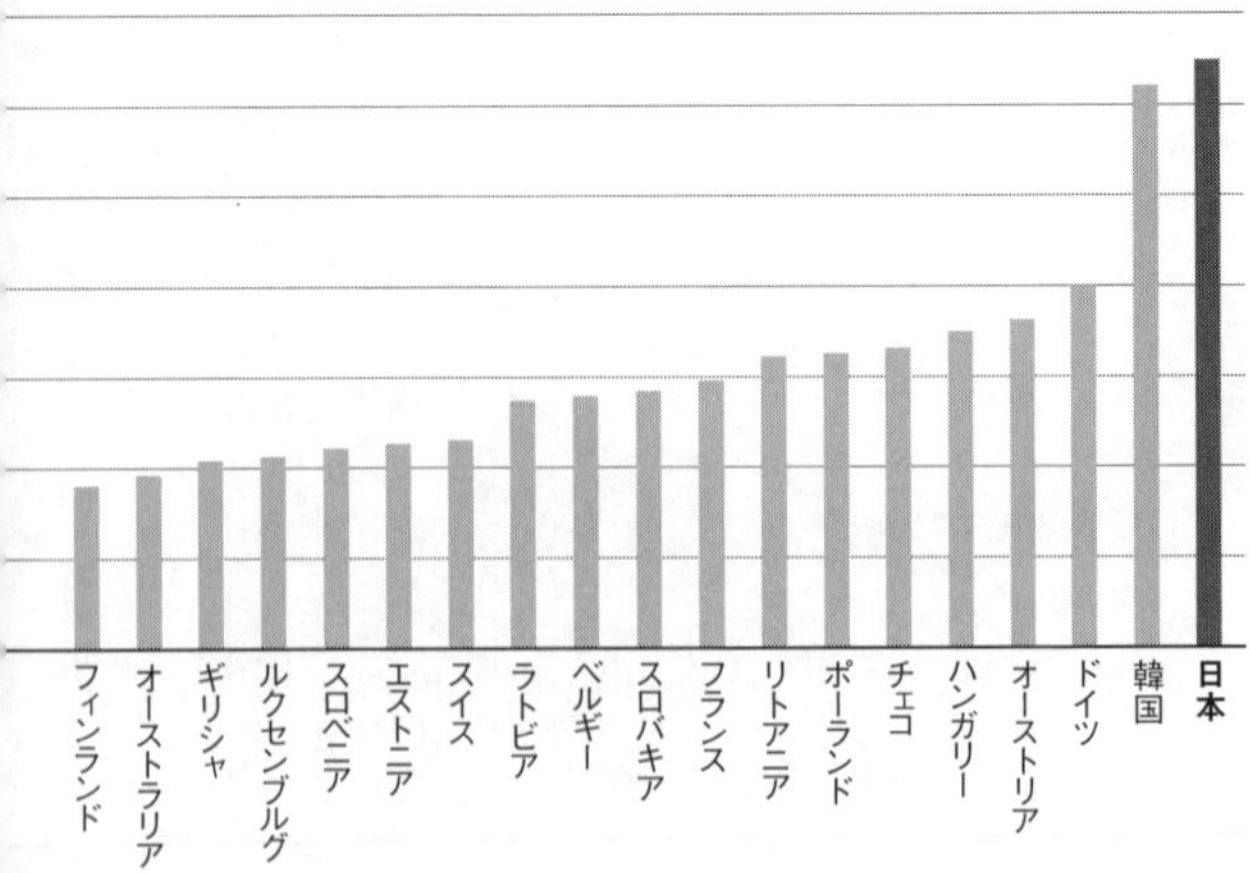


出典：OECD Data：Hospital beds（2019）

## 人口1000人あたり医師数（2019年）

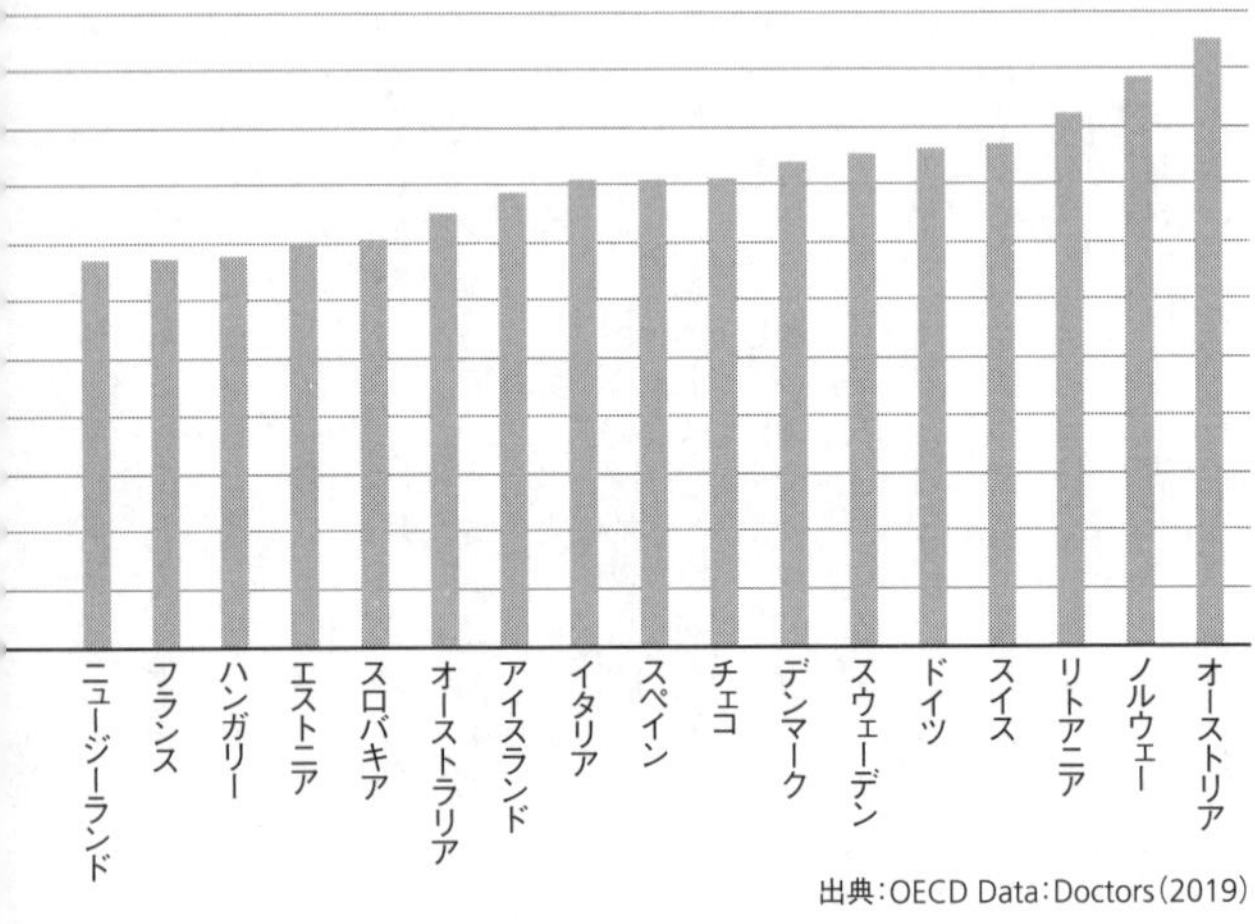


出典：OECD Data：Doctors（2019）

## 図4-9 日本と世界（OECD加盟国）の

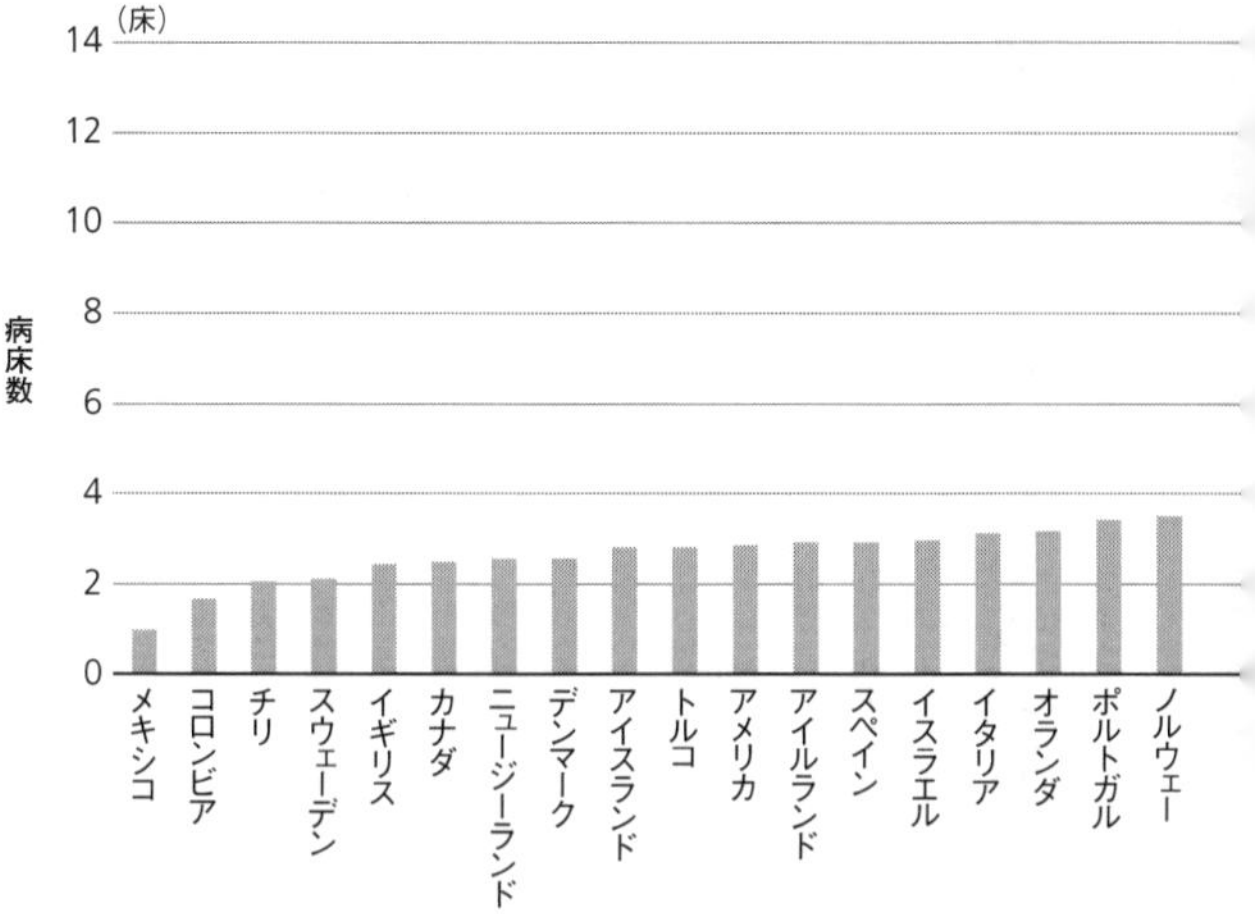


## 図4-10 日本と世界（OECD加盟国）の

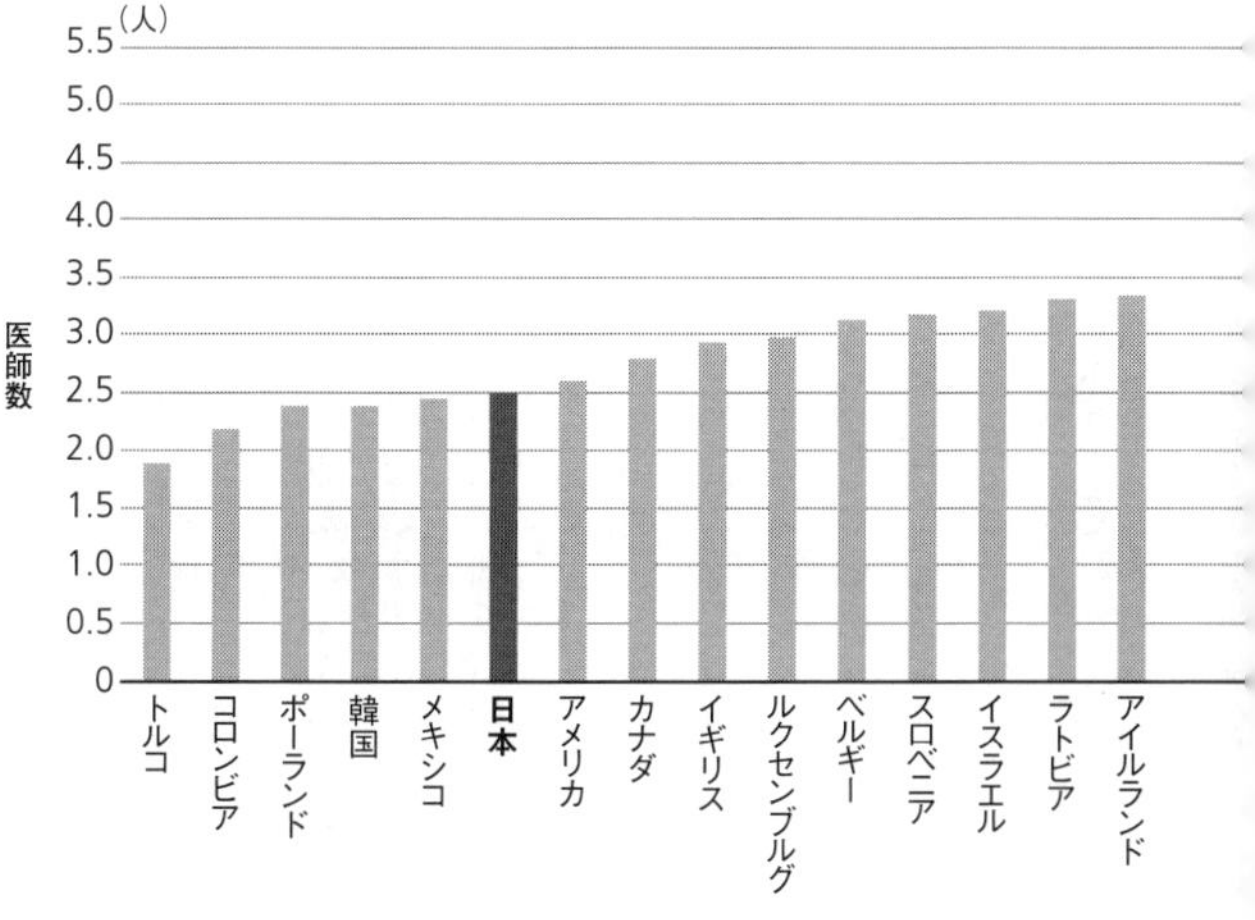

国家政策によって制限されるようになったのです。

日本は病床数が世界一であり、医療の提供量・需要量が世界でもずば抜けて多い（ちなみに外来受診数も世界2位です）[*2]にもかかわらず、「医師数」で言うと、32カ国中、下から6番目です。

日本の医師は世界一の量の医療を提供し続けている。それなのに、医師数がこれだけ少ないならば、医師の労働環境が「ブラック」になるのは当然です。医療の現場では、当直明けの医師が翌朝も勤務し、手術をするなどということが当たり前におこなわれています。徹夜明けで疲労困憊のパイロットが操縦する飛行機に乗りたい人はいないと思いますが、実はこれと似たことが病院ではよく起きている、ということです。

では、医師をもっと増やすべきでしょうか？　もちろんその通りかもしれませんが、それにもまして本質的な議論をするなら、「なぜ日本人はこんなに多くの医療を受けているのか？」ということこそが問い直されるべきではないでしょうか。

## 病床数と医療費は80～90年代に急増

しかし実は、医師数・診療報酬と同様に問題視されたものがあります。それが、ここまで繰り返し述べている「病床数」です。

敗戦後の日本では、戦争で荒廃した国土に医療機関を急速に整備することが重要な課題でした。その大部分を担ったのが、迅速な意思決定とスピード感を持った「民間病院」です。１９７０年代の老人医療費無料化のあと押しもあり、結果として１９８０〜１９９０年代には日本の病床数は世界でダントツとなり、同時に医療の提供量と医療費も急増することとなったのです。

増え続ける医療費を抑えるために、国が病床数を問題視するのは無理のない話です。実際にいまでも「病床規制」はおこなわれていますが、その最初が、１９８５年に決まった病床数の上限規制（第1次医療法改正）です。

ところが、これは皮肉にも、「規制が実行される前にどんどん病院を建ててしまおう」という、いわゆる「駆け込み増床」を誘発してしまったのです。現在にまで続く「異次元レベルの日本の病床数の多さ」の基本骨格が、このときに形成されました。

当時から見れば、日本全体の病床数は微減していますが、正直なところ「ほぼ横ばい」です。日本の病床数チャンピオンの座は、今後も揺るぎないでしょう。

## 診療報酬抑制で「薄利多売」モデルに舵を切る

国の立場からすると「医療費が高騰するので医療費を抑える」という考えは正論です。しかし銀行から多額の借金をして病院を建て、借金を返しながらギリギリの経営をしている民間病院の立場から考えると、それは容認しかねる話です。

しかもいまのところ、国は各病院に「病床を減らせ！」と直接命令することはできません（地域医療構想などで都道府県に圧力をかけることはしていますが）。計画通りに病床数を減らせなかった国にとって、医療費の調整手段の切り札は「診療報酬改定」です。

診療報酬（※診療1回に対する収益）が低く抑えられるとなると、病院側が収益を維持するためには患者をいまより多く集めて受診回数を稼ぐしかありません。商売の世界の、いわゆる「薄利多売」の方法論です。

医療業界は全体で、その方向に舵を切らざるを得なくなったわけです。その結果、各病院が「集患」という名目で患者集めに奔走するようになりました。

「質のいい医療を提供して多くの患者さんに選ばれる病院になろう」は表の顔。その裏には、「報酬設定が低くなるのなら患者と受診回数を増やさなければ」という裏の顔が隠れています。受診回数を増やすにはこんな方法があります。

## 生活習慣病患者の毎月受診で受診回数を稼ぐ

いま日本の病院の内科などのクリニックに通う患者の多くは生活習慣病の患者さんです。風

**図4-11 診療報酬改定率と給与指数・物価指数の比較**

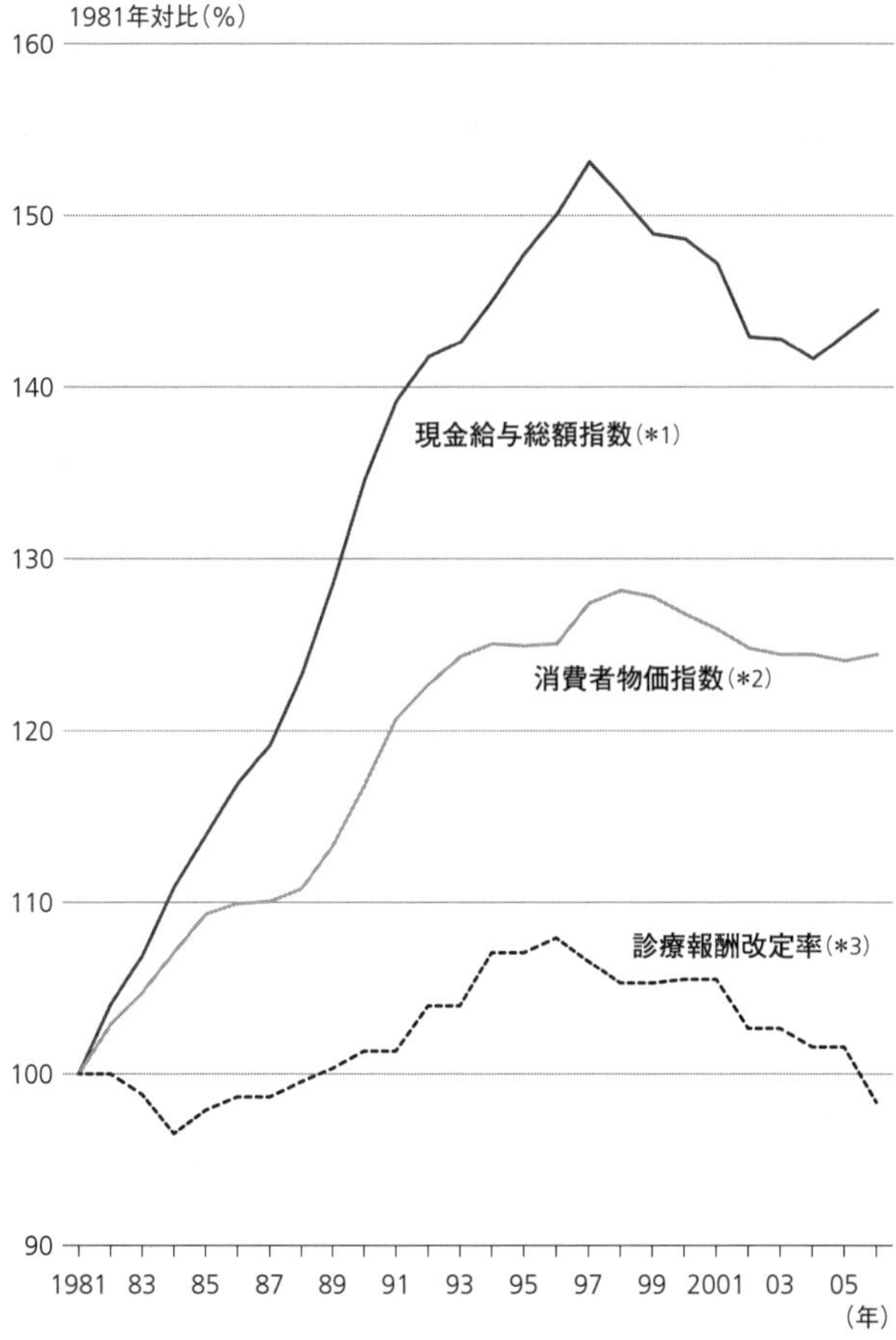


*1　独立行政法人「労働政策研究・研修機構」HP(労働統計データ検索システム)毎月勤労統計調査(30人以上、一般・パート)
*2　総務省統計局消費者物価指数年報(平成15年)より作成
*3　厚生労働省発表改定率より作成

出典:全国保険医団体連合会:医療制度改革で何が改悪されたのか

邪や発熱などの急な疾患の割合は非常に減ってきています。しかも多くは高齢者です。おじいちゃん・おばあちゃんは、月1回病院に行くのが仕事のようになっていて、整形外科、耳鼻科、皮膚科、内科、眼科……と複数の科に通う人も珍しくありません。

一方、他の先進諸国では、血圧の薬などは1カ月ごとの小分けではなく箱ごともらうことも珍しくありません。3カ月分、長いと半年分の薬をもらって帰り、通院しない間は自分で血圧測定などをしながら自己管理するのです。もちろん、相談事が生じたら家庭医のもとへ行ってもかまいません。さらに、毎回同じ薬なら医師の診察を受けずに薬局に行くだけで購入することができる国も多いです。これをリフィル処方と言います。

過度に医療に依存せず、医師にすべてお任せするのではなく自分の体は自分でコントロールできるように患者さんに働きかける家庭医の背中が見えてくるようです。生活習慣病の管理という名目で回数を稼ぐ日本のクリニックの外来診療とはまるで違うということがわかるのではないでしょうか。日本の外来受診数が世界第2位というのもうなずけます。

## 認知症患者を精神科病院で引き受ける

実は、日本の精神科病床の多さは異次元レベルに突出して世界一です。[*3] あまりにダントツすぎて、世界各国からそのデータの信憑性を疑われるほどです。イタリアなど、先進国の中ではそもそも精神病院の入院がほぼゼロの国もあります。精神科病院の多さは日本の世界一の病床数に大きく貢献しているとも言えます。

昨今は、少子高齢化もあって、若年層の精神疾患自体が減っています。精神科病床が埋まらなくなってきているのです。病床が埋まらないと病院は赤字になってしまいますので、病床を埋めることを考えなければなりません。その対策として使われているのが、「長期入院の容認」と「増える認知症患者」なのです。

なお、「入院患者一人あたりの平均入院期間」を国際比較してみると、これもやはり日本が世界一となります[*4]。日本は病床の数でも世界一、入院期間でも世界一なのです。

もちろん、国も入院の長期化を問題視していますので、基本的に入院が長期になるほど診療報酬が低くなるように設定されています。ただ、空床になれば報酬はゼロですから、低く設定された報酬でもないよりはマシなのです。しかも、精神疾患の場合、ご家族も長期に入院していてくれたほうが安心、という心理が働くことも多く、これが長期入院が受け入れられる土壌にもなっています。

以前、NHKの番組で、福島県の精神科病院に40年入院していた方が原発事故をきっかけに退院し何も問題なく地域で生活されている、という内容が放送されていました。少し郊外の精神科病院に行くと、入院10年以上の方を少なからずお見かけします。かくして世界一多い日本の精神科病床が長期入院で埋まっていくということになります。

また、「増える認知症患者」も精神科病院の空き病床対策の一つとなっています。少子高齢化によって、若年層の精神疾患は減りましたが、高齢の認知症患者は増えます。2025年には認知症患者が700万人にまで増えると言われており[*5]、増える認知症患者の受け皿として精神科病院が手を挙げているのです。

これは一見、妥当な処置に思えます。しかし、ここには根本的な問題が隠れています。

基本的なことですが、認知症は精神疾患ではないため、治療によって対処するというより、認知症を受け入れて上手にケアをし対応することが大事なのです。今日食べたご飯のことは忘れても、昔からやっている縫い物、料理、畑仕事などは最後まで記憶が保たれているものです。認知症のお年寄りは、記憶が飛んだり、いま何をしているのかわからなくなったり、いまいる場所がわからなくなったり、そういうことで一時的に困っている人たちなのです。困っているなら助けてあげればいいだけです。それが認知症ケアの仕事です。

決して鍵のかかった精神科病院に収容することでこれらの問題が解決するわけではありません。かえって、場所や人間関係が変化することで認知症に悪影響が出かねません。私は認知症高齢者を精神科病院に入院させることは決していいことだとは思いません。

とはいえ、家族の認知症症状で困っている方々にとって、「入院できる」という言葉は魅力的です。また、病床が空きがちな精神科病院にとってもこれは渡りに船です。かくして世界一多い日本の精神科病床が認知症高齢者で埋まっていくということになります。

## 高齢者住宅・高齢者施設を併設して患者を確保

空きがちな病床を埋める手段としての「高齢者住宅・施設の併設、連携運営」は、銀行や経営コンサルタントが病院経営者に勧める常套手段です。

というのも、高齢者住宅や高齢者施設に入居・入所しておられる方々は、ご高齢だったり要介護状態だったり、医療の必要度の高い方々です。普段はそうした高齢者住宅や施設で生活していただいて、その間は病院から在宅医療をおこない報酬を得る（在宅医療の診療報酬は外来診療よりかなり高く設定されています）。少し病状が悪化すれば、入院適応として病院に送る。高齢者住宅や施設によっては、「37・5度以上の発熱のときは救急車で病院に搬送」というマニュアルが作られているところもあります。

高齢者だから軽い風邪でも命取りになるかもしれない、というもっともらしい理由もあるでしょう。しかし、在宅医療に代表されるプライマリ・ケアの本来の目的は「患者さんの思いを傾聴し、人生に寄り添う」ことです。治療はそのための一つの手段でしかありません。最後まで住み慣れた家で治療してほしい方もおられれば、病院に搬送してほしい方もおられるでしょう。そのプロセスを省いて、発熱したら全例病院に搬送、というのであれば、私にはそれは理解できません。

さらに言えば、病床に空きがあれば、これら傘下の高齢者住宅・施設の高齢者を「検査入院」という名目で順次入院させることだってできてしまいます。どんなに報酬を安く設定されても、先程と同様、病床が空いているよりはマシなのです。入院予備軍の高齢者を病院傘下の施設に住まわせるということが病院経営上大きなメリットになるわけです。

銀行や経営コンサルタントが病院経営者に勧める常套手段、ということの意味がおわかりいただけたでしょうか。

高齢者医療の世界では、患者を増やそうと思ったら増やすことはそんなに難しいことではありません。心臓病・骨粗鬆症《こつそしょうしょう》・物忘れ・膝《ひざ》関節症……ご高齢の方で慢性疾患を抱えていない方のほうが珍しく、多くの方は複数の疾患を抱えながら、徐々に体力が低下していくのです。「心配だから念のため入院」と言ってしまえば、ほとんどの方が入院適応にもなりかねません。

大事なことなので繰り返しますが、プライマリ・ケアの本来の目的は「患者さんの思いを傾聴し、人生に寄り添う」ことです。治療はそのための一つの手段でしかありません。その本来の理念が経済的・経営的理由に押されて隅に追いやられていく現実を日々見ていると、経済学部出身の医師である私としては、言いようのないやるせなさを感じてしまうのです。

## 結果、医師の労働環境はブラックに

「医療の提供量を恣意的に左右できるのは高齢者医療や慢性期医療の世界だけの話で、命を救う救急医療やがん診療などの急性期医療の世界ではあり得ない」というご意見もよく聞きます。とはいえ、次ページの図４－12の通り、日本の病床のけっこうな部分は実は「療養病床」「精神病床」などの慢性期医療が占めているのです。ちなみに、一般病床のすべてが急性期医療かといえば決してそうではなく、一般病床の中にも多くの慢性期医療が含まれています。

たしかに、がん診療や救急医療などは医療側の都合で恣意的に患者数をコントロールするのは難しいかもしれません。しかし、実は日本にはこれだけのボリュームの慢性期医療があるというのが、現実なのです。そして、そのどこでもが満床を目指して経営しているのです。

また、いまどきＣＴ、ＭＲＩがないと患者が集まらないこともあり、各病院にＣＴ、ＭＲＩが配備されます。こうした「集患」が日本中の病院で習慣化し、空気のように違和感なくおこなわれるようになって数十年が経ちました。そして知らない間に日本では、

・病床数世界１位（米英の約５倍）
・外来受診数世界２位（北欧諸国の３～４倍）
・ＣＴ、ＭＲＩの保有台数も世界１位

**10万人あたりの病院病床数**

平成29（2017）年10月1日現在

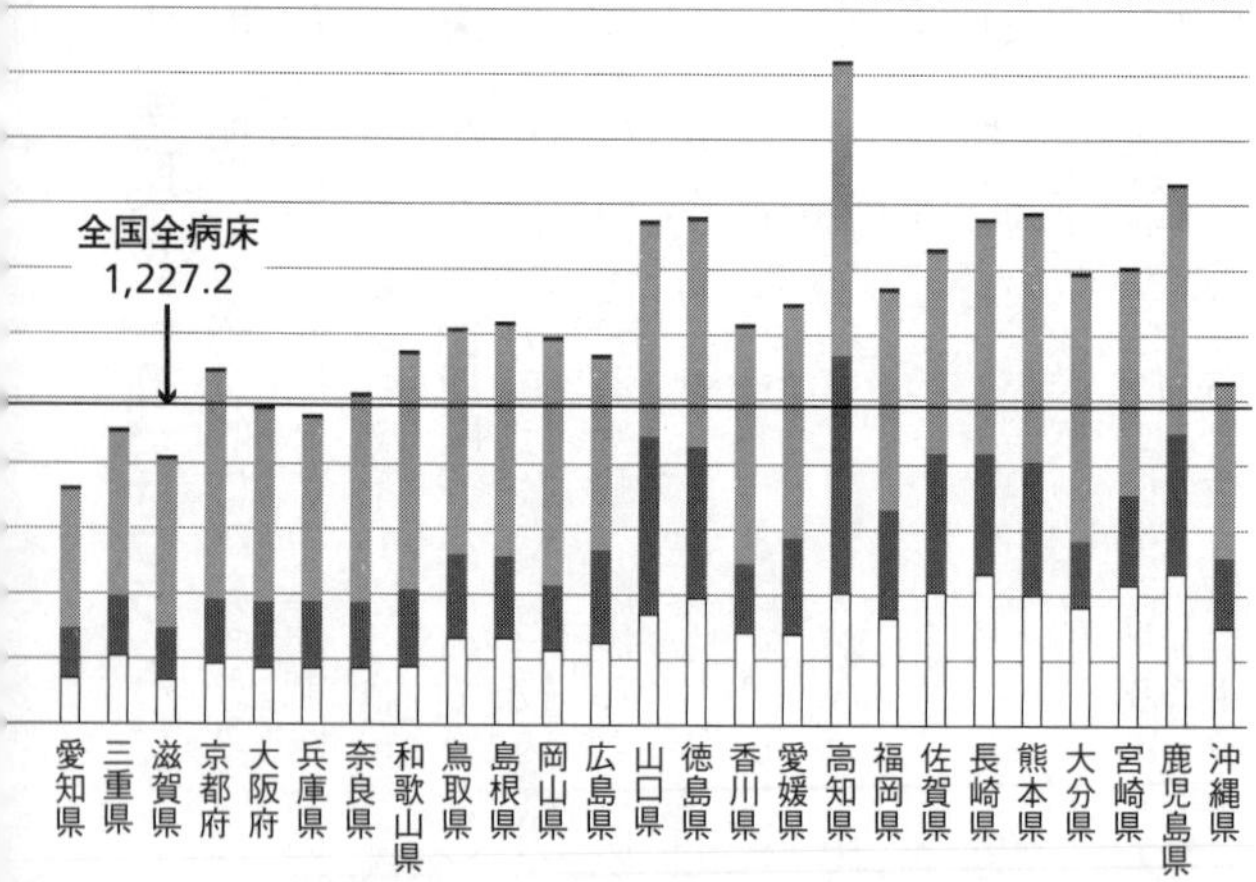


出典：厚生労働省：平成29年（2017）医療施設（静態・動態）調査・病院報告の概況

という、国際的に見て異次元レベルの薄利多売の世界が、現在までに形成されていきました。実際の患者が諸外国の何倍もいるわけがないというのに、です。

こういう状況ですべての病院が「集患」して満床を目指した結果、国の医療費は上がり、その対策として国は診療報酬をより低く設定せざるを得なくなりました。そして病院側は、診療報酬を削られた分を回数で稼ぐのです。まさしくイタチごっこです。

これは医療費上昇以外の問題も生むこととなります。どの病院も満床を目指しているため、いざ急患が発生しても地域のどの病院も満床で受け入れられず、救急車がたらい回しにされることにもなりかねないのです。事実、そのようなニュースを耳にされた方も多いと

## 図4-12 都道府県別人口

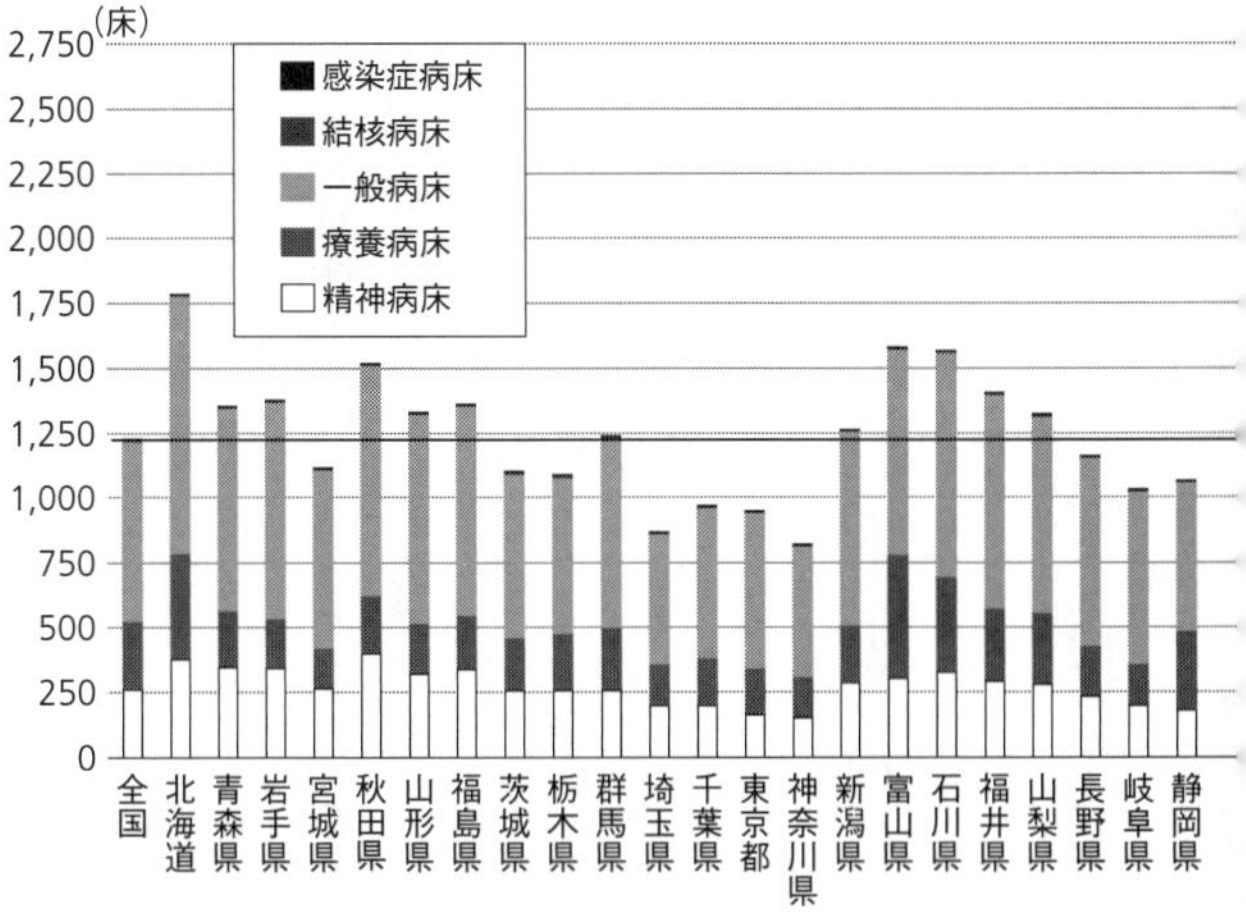


思います。

このような状態で発生したのが、今回のコロナ禍です。普段でさえ救急車のたらい回しが問題になるのに、日本の医療機関、民間病院が自主的にコロナパンデミックのために病床を空けることができるでしょうか。

先に「いざ鎌倉」体制になっていないことが露呈したと述べました（第1章42ページ）。ただ、本章でここまで説明してきたように、日本の医療は１９８０年代の「医療費亡国論」以来、「いざ」というときに機能しない体制を自ら作ってきたとも言えるのです。

また、この「薄利多売」の世界観は、日本の医療業界ではごく当たり前の「空気」のようになっているため、残念ながらほとんどの現場の医療従事者には自覚されていないでしよう。しかし海外の医療から見ると、「日本の医師が1日100人の外来患者をさばき、何十人もの入院患者を診て、救急当直の翌日に外科手術をおこなっているというブラックな現実」こそが、まさに異常なのです。

欧米のような、セルフコントロール可能な医療も実は多くあるのに、日本では医療への依存が進んできた印象が強くあります。依存している、もしくはさせているという認識がないのは、さらに困ったことです。その結果医療費が高騰しているなら、それは本末転倒です。

たしかに日本では、人口あたりの医師数が少ないわけですが、医師が忙しすぎる背景には、ここまで述べてきたような、より根深い原因があるということです。たんに「医師を増やす」あるいは「診療報酬を上げる」といった、単一の手段で解決できるような単純な問題ではないのです。

## 誤解④ 医療も市場原理に任せるほうがうまくいく

### 医療の現場で起きている「市場の失敗」

「病院がたくさんあっても競争に負けたところが淘汰されていく」

「医療も自由市場に任せていれば適正な医療提供量に落ち着く」

なんとなくこのように思っている人が多いと思います。しかし各都道府県の入院医療費と病床数の関係のグラフをはじめ、ここまで提示してきたデータを見ることで、その思いが幻想であることにすでに気づいていただけたのではないでしょうか。

なぜこのように、病床の数だけ入院患者が生まれたり、地域格差ができたりするのでしょうか。「医療市場の失敗」をキーワードに、その理由を考えてみましょう。

まず前提としてあるのは、日本は資本主義国であり、「自由市場経済」体制が敷かれているということです。通常、自由市場ではアダム・スミスのいわゆる「神の見えざる手」が働きます。

パンを例に考えてみます。

日本ではパンを作って売るのも自由、買うのも自由です。１個１０００円の高級パンがあってもいいし、10個１００円のリーズナブルなパンがあってもいい。そうやってみなが自由に値段を付け、好きな量を売って、買う側も好きなものを好きなだけ買う、買わないこともできます。そんな世界が「自由市場(free market)」です。

自由市場では、パンの値段に高い・安いもあっていいけれど、売る側は最も儲かる値段と量で売りたいため、値段と量は一定ラインに収束します（パン屋は町に１〜２店ほど、パン１個はだいたい１００円台というところでしょうか）。もしパン屋が多くなりすぎたら（供給過剰になれば）「質の悪い（高くて美味しくない）店から」順番に倒産していきます。

つまり自由市場では過当競争になれば、売り手が淘汰され、また一定の価格と量に収束します。これが「市場メカニズム」というもので、このメカニズムを通すことで自動的に、市民全員に適切な価格で適切な分量のパンが分配されるわけです。経済学的には「最適な状態（パレート最適）」と言われる状態です。

日本は物品も農作物もサービスも、基本的に自由市場のメカニズムによって流通しています。新型コロナ騒動の初期に市場から姿を消したマスクも、このメカニズムによってあっという間に量産され、価格も落ちたことは記憶に新しいと思います。

逆に「市場メカニズム」を通しても「最適な状態」にならないことが、「市場の失敗」です。世界一の病床・医療機器を持ち、外来受診数世界2位の日本医療は、世界的に見れば「供給過剰・過当競争」の世界だと言えます（もちろん分野によっては違うケースがあると思いますが）。それにもかかわらず、日本で起こっているのは「質の悪い病院」が淘汰される世界ではなく、一人あたりの医療費が増える（医療消費が増える）世界です（１２３ページ、図４－７）。しかも、地域によってもその差が著しいのです。

## 原因は「モラルハザード」と「情報の非対称性」

では、なぜ日本の医療では「市場の失敗」が起こるのでしょうか。これにはいくつか理由が考えられますが、主なものとして次の二つがあります。

### モラルハザード

日本では健康保険があるため、自己負担（患者さんが病院に直接支払う額）は非常に安く済みます。5000円のフランス料理も、自己負担が1割なら500円で買えるわけです（残りの4500円は保険から支払われる）。「それなら1日3食フランス料理（しかも宅配してくれたりして）を食べよう」という意識にもなりかねません。「高額を支払ってしまった」という感覚が薄れ、コスト意識がなくなる、これが「モラルハザード」です。

もちろん健康保険があることで患者の支払額が1〜3割に抑えられることはありがたいことです。貧富の差によらず医療が受けられる健康保険制度は死守すべきだと私自身思っていますが、その一方でモラルハザードが生じてしまうのも事実です。

問題は健康保険にあるのではありません。モラルハザードが生じることで市場の失敗が発生しているのにもかかわらず、市場原理によって病院が淘汰されると思ってしまっている、私たちの意識が問題なのです。

## 情報の非対称性

パンの安い高い・美味い不味いは判断できても、高度な専門知識を要する医療において、その医療が「良い医療なのか否か」は多くの国民にはわかりにくいところがあります。

患者側で判断できるのは「医師の対応はやさしいか？」「待ち時間が長くないか？」「受付の人の愛想がいいか？」といった表面的なところではないでしょうか。もちろんそういう点も大事ですが、医療の質という意味でより大事なのは、手術の技術や内科的知識の量といった部分です。

医療の質や内容は、よく見るとやはり違いがあるものです。たとえば外科手術は医者の熟練度によって違ってきます（ちなみに現在の仕組みでは、熟練外科医も研修医も同じ手術なら診療報酬は同じです）。良い内科医なら、来院回数を増やすことよりも、患者にいま最も必要な医療を過不足なく提供することに重きを置いて薬の処方などをしてくれるでしょう。

食べたパンの味がわからない状態で、どのパン屋が良いとか悪いとか言っても意味がないのです。しかもパンと違って、不安や心配を理由に医療に頼ることがいくらでもできてしまうため、どこまでいっても「お腹いっぱい」がありません。医療は際限なく提供されること（需要）があり得ます。

一般的なクリニックの外来には、マッサージ目的やら「栄養の点滴をしてほしい」やら「先生の顔が見たい」やらで訪れる高齢者も大勢います。また先に述べたように、あまり状態に変化がないのに高血圧や糖尿病の薬を毎月もらいに行くこともあるはずです。

コスト意識がほぼ発生せずどんどん消費できてしまい、さらにその消費したものの意味や価値がわかりにくいため医療は適正量以上に消費されてしまう、またそのことによって報酬が確保される医療側は適正量以上に供給してしまうわけです。結果として、病院が過剰に増えても淘汰されるのではなく、医療需要量と供給量が増えてしまうということになります。

前掲の図4－7、都道府県別入院医療費と病床数の関係のグラフはそれを端的に証明していると言えるでしょう。


これが「医療においては市場原理が働かない」ということの意味です。

市場原理が働かずどんどん伸びてゆく国の医療費、それをなんとか抑えるために国は診療報酬を低く設定し、それを補うために病院はさらに供給量を増やす、これが「薄利多売の日本医療の現状」の基本原理であること。またそれと同時に医師数も制限され、それなのに医療提供量は伸びてゆく、これが医師のブラックな労働環境の基本原理であることは先に述べました。

それなのに国民の多くも政治家、行政関係者も、

「病院がたくさんあっても競争に負けたところが淘汰されていく」

「医療も自由市場に任せていれば適正な医療提供量に落ち着く」となんとなく思っているのですから、このジレンマは一向に改善されません。

## 誤解⑤　地域の病院は減らしてはいけない

### 公立病院の統廃合は地域医療の切り捨てか？

２０１９年9月26日に、再編・統合すべき４２４の公立病院と公的病院のリストが厚生労働省より公表されました。いわば、診療実績が少なかったり、近隣病院と医療機能が類似していることを理由とした統廃合すべき公立病院名のリストアップです。

このニュースが発表されたとき、ほとんどの地域の住民から「地域の中核病院をなくすのか」「患者が困るだろう！」「福祉医療の切り捨てだ！」といった批判が続出しました。

市民にとって、医療が受けられなくなる心配や不安は間違いなくあるでしょう。「地元の公立病院がなくなる」と聞けば、市民がそのように反応するのも無理からぬことです。詳しくは第5章で述べますが、北海道夕張市に一つしかなかった病院がなくなってしまうとわかったときも、夕張市民はみな不安から反対の声を多くあげていました。

しかし10年後に、その病院が本当に必要だったのか尋ねれば、「そう言えば、なくてもそこまで困っていないし、かえって充実した面もあるね」と言えるほどになったのです。

## 小〜中規模の病院が多すぎて救急車のたらい回しが起きることも

厚生労働省のリストに挙がった病院は、非常によく調べられていて、病院がないと本当にまずい地域の病院は挙げていない、と私は思いました。むしろ非常に気を使い、医療を受けたい人・受ける必要のある人が受けられなくなる心配はないと考えられる病院を選んでいます。実名を挙げた発表はこれが初めてでしたから、それだけ厚生労働省も気合いを入れ、入念な下準備をしている様子が窺えたのです。

厚生労働省のリストに反対する声の中に、「地域の救急医療はどうするんだ？」という声がありました。こうした声は、病院の統廃合問題が起きたときに必ずと言っていいほどあがります。しかし実際、この問題は深刻でない場合がほとんどなのです。

まずリストに挙がった病院の中には、そもそも救急患者を受け付けていない病院もありました。救急車を受け入れる病院でも、地域にそこしか高度救命医療をおこなう病院がない、という病院は含まれていません。その意味で、その地域の救急医療がなくなるわけではありません。

リストの病院は小〜中規模の病院が多いのですが、小〜中規模の病院が、全科すべてで高度な救命医療をおこなうのは難しいのが実情です。たとえば、当直の医師がたまたま外科医だったから夜間の緊急対応ができたものの、内科医や小児科医だったら対応できず、近隣の病院に救急車をという事態も起こるからです。

私がかつて勤務した２００床規模の病院――その地方都市では３番目に大きい病院――でも、内科医である私の当直日に救急要請が入ったものの、外科医がいなかったために受け入れを断ったことがあります。この病院の常勤の外科医は５〜６人いましたが、当直日以外だと連絡がとれないこともあります。対応不可能と判断すれば、救急車を断らないといけません。いったん受け入れた後で「やはり対応できない」となれば、患者をさらに転送しなければならず、さまざまなロスが生じるからです。

このように、夜間に専門医を常駐待機させられない規模の病院に救急医療を期待するのはかえって危険でもあるのです。そのような病院が三つあるなら、統合して大規模病院にしたほうが救急医療には力を発揮します。救急車の「たらい回し」が生じる原因の一つには、こうした「救急対応力の低い小〜中規模の病院数が多すぎるから」ということもあるわけです。

たとえば、厚生労働省リストに挙がったある１００床の病院から車で10分ほどの距離には、１０００床を持つ超巨大総合病院があります。その１００床規模の病院は救急医療を限定的に週数日しかおこなっておらず、どちらかと言うと、急性期医療というよりは介護施設の延長のような病院になっています。こうした病院は近くの大病院に統合されても、もしくは介護医療院のような高齢者施設に転換しても実質的には困らないはずです。

## 医療システムを大事に使うという意識を持つ

ところが、そのような公立病院をなくす案が出ると、市民は大反対します。赤字続きで市財政を圧迫し続けている病院を「整理したい」と言った市長がリコールされたこともありました。

私は、病院の統廃合は必要だと思っています。もちろんそれは公立病院に限りません。統廃合したほうがいい民間病院もたくさんあります。日本は病床数が多く、そのことで医療費が増えていることは何十年も前からわかっているのです。また、先に説明したように病院が多ければ救急医療が安泰だということでもありません。「自由市場による自然淘汰」に期待しても、それは失敗する（市場の失敗）ということも前に述べました。

それならば市民や行政が、あるいは医療業界の中からもこれらをしっかりと監視し、整理統合していくしかないでしょう。

イギリスでは病院やクリニックにかかっても無料だとお話ししました。無料ならみんな診療所に殺到してしまう、と思われるかもしれません。しかし、そうはなっていません。自国の医療制度に大きな誇りを持っているイギリス国民は、医療システムをみんなで大事に使うこともしっかり考えているのです。日本もそうあるべきではないでしょうか。

地域の医療をしっかりと回すためにも、市民の真の安全のためにも、公立・民間にかかわらず、行政や市民が病院と病床の機能と自らの役割をしっかりと考えていく必要があるのではないかと思います。真の民主主義は、住民自らが汗をかいて手に入れるものです。

## 誤解⑥　公立病院の赤字は税金の無駄遣い

### 公立病院の赤字それ自体は「悪」ではない

「公立病院が年間ウン十億円の赤字続きで経営破綻した」といったニュースが流れると、必ずと言っていいほど「市民の税金で損失補填されるのだから、これは税金の無駄遣いだ！」といった意見が出ます。たしかにこれはある意味もっともな考え方です。

しかし公立病院の赤字は、本当にそれ自体が問題なのでしょうか。少し別の視点からこの問題を考えてみましょう。

たとえば鹿児島県の場合、県立・市立病院などの公立病院に（主に税金から）支払われている繰入金の総額は約52億円です。[*6] 52億円はたしかに大きい額ですから、これらの病院がもし赤字を出して破綻し、税金が消えていくとしたら「けしからん！」と怒りが湧くのも当然です。

ただ、そもそもが医療の世界の原資はほとんどが保険料・税金など「みんなで出し合ったお金」、いわゆる公的資金です。これは公立病院だけでなく民間病院についても同様です。経営が上手で黒字の病院は、言ってみれば「公的資金を引っ張る（診療報酬を得る）のが上手な病院」でもあるでしょう。事実、多くの民間病院は赤字を出したら倒産ですから、赤字を出さないようにうまく経営しています。そしてその結果、県全体としての医療費は増えていくわけです。１２３ページで紹介した「入院医療費と病床数の関係」のグラフを再度見ることで、それがよくわかっていただけるでしょう。

このグラフで、同じような非大都市圏である「岐阜県」と「鹿児島県」を比較してみましょう。県民一人あたりの年間の入院医療費は岐阜県民が約21万円、鹿児島県民は約32万円です。つまり一人あたり10万円も鹿児島県は多いのです。これを仮に鹿児島県民１６０万人が一人あたり10万円多く使っていると考えると、岐阜県民より、10万×１６０万人＝１６００億円も多く使っていることになります。

このように考えていくと、公立病院の52億円の赤字が小さな額にさえ見えてしまいます。赤字の公立病院が税金から52億円もらっているのに対し、経営の上手な民間病院は他県より１６００億円も多く健康保険からももらっているのかもしれません。繰り返しますが、税金も健康保険も「みんなで出し合ったお金」、いわゆる公的資金という意味では大きな違いはありません。

ちなみに、鹿児島県の公立病院の病床数を全部足しても約３５００床[*7]ですが、民間病院も合わせた鹿児島県全体では、病床数はその10倍弱の約3万3000床です[*8]。つまり公立病院は全体の1割強で、残りは民間病院なのです。

「入院医療費と病床数の関係」のグラフを見てわかる通り「鹿児島県は全国で2番目に人口あたり病床数の多い県」ですが、その9割は民間病院だということです。そして病院が多ければ多いほど医療費は増えていきます。

なお、全体の1割しかない公立病院の病床は、数多くの不採算部門（小児科、産科、救急医療、へき地医療など）を担ってくれています。また、実は医療費を多く使ったからといって県民の健康寿命や平均寿命にはあまり相関関係がないことも、すでに述べました。事実、病床の少ない長野県民の健康寿命・平均寿命は男女とも日本のトップクラスです（「高知県民は静岡県民の2倍入院している？」の項、参照）。

## 病院は収益でなく「成果」で評価されるべき

とはいえ私は、「だから悪いのは民間病院だ、公立病院の赤字はこのままでいい！」と言いたいわけではありません。民間病院でも救急や産科、へき地医療をすべておこなっている病院もあります。公立病院の中にもそれらをおざなりにし、病院をたんに行き場のない高齢者の収容先のように使い、命を救う急性期医療をほとんどしていないケースもあります。

つまり、公立病院だからいいとか悪いとか、民間病院だからいいとか悪いとか、という話ではないのです。真に国民の幸福に貢献している医療であれば、真に「成果」を出している病院であれば、どんなに赤字でも国が支援すべきだと私は考えています。もしそうでないなら、どんなに経営が順調な病院でも、そこに価値はないはずです。

評価すべきは収益や赤字などの経済的指標ではなく、その医療が介入したことによる「成果」ではないでしょうか。経営管理（マネジメント）の神様・ドラッカーはこう言っています。

「公的機関に欠けているのは〝成果〟である」と。

しかし、医療の「成果」とは何か？　とさらに考えていくと、これも難しい問題です。手術件数でしょうか？　入院件数？　収益額？　どれも違うように思えます。医療の「成果」とはやはり、患者さんの「笑顔」や「満足度」など、決して数字や指標に表れないものであることが多いはずです。

## 公立か民間かを問わずすべての病院は「公的存在」であるべき

そもそも、「国民の命と安全を守る」という意味では、「医療」は「警察」や「消防」と同じ立ち位置にあると言えます。「警察」あるいは「消防」が赤字でけしからん！と文句を言う人はまずいません。

事実、イギリス、フランス、ドイツなど多くの先進国では、「医療」は公的存在です。病院・病床は日本ほど多くありませんが、救急は心筋梗塞でも脳梗塞でも交通事故の大怪我でもすべての患者を受け入れますし、そのために必ず病床の何割かを空けて確保しているということです。

病床数は世界一にもかかわらず、各病院が満床を目指しているため救急車を受け入れる余裕がない（いわゆる救急車の「たらい回し」）事例が発生する日本とはだいぶ違います。

医療機関の原資はほとんどが健康保険・税金などの公的資金なのですから、医療とはそもそも公的存在であるべきです。また、経済的理由を別にしても、医療機関は公立だろうが民間だろうが、基本的には「職業的倫理に基づく公的な存在」であるべきだと、私は思っています。

あるヨーロッパ人が日本に来て、「日本にはなぜこんなに病院の看板があるの？　病院は患者を減らそうとは思わないのか？」と問いかけました。たしかに、もし海外に行って、「事件の際は是非○○警察署に！　○○警察は安くて親切！」などという広告看板がたくさん並んでいたら、ちょっとびっくりしますよね。日本を含め、多くの国では警察も消防も公的機関ですのでまずそんな光景を見ることはありません。でも、実は日本の病院医療の世界ではそれが当たり前になっているわけです。

「公立病院の赤字は問題だ！」と言うとき、たんに公立病院を悪者にして終わりにしてはもったいないのです。これは、「そもそも医療とは？」「私たちはどんな医療を本当に必要としているの？」という根源的な問いにまで思いを馳せるべき問題なのです。

## 誤解⑦　病院がなければ高齢者は幸せに生きられない

### 日本の病床の多くは慢性疾患の患者で占められている

世界一病床の多い日本ですが、前述の通り、それらの病床の多くは「慢性疾患の患者さん」で占められています。よくイメージされるような、「大きな手術や治療などで入院が必要な患者さん」は、それらの病床の一部に過ぎないのです。

そして私の経験上、入院している慢性疾患の患者さんの多くは「住み慣れたわが家に帰りたい」と願っています。

実はこうした患者さんの多くは、自宅に帰ることができます。また自宅での医療・介護サービス体制さえ整えば、ご家族の負担も最大限軽くなります。しかも自宅に帰ることができた患者さんは、多くの場合元気になります。病院では寝たきりで意識もなく、当初は「せめて最期は自宅でお看取りしましょう」と覚悟して退院したのに、自宅に帰った途端に元気に話したり

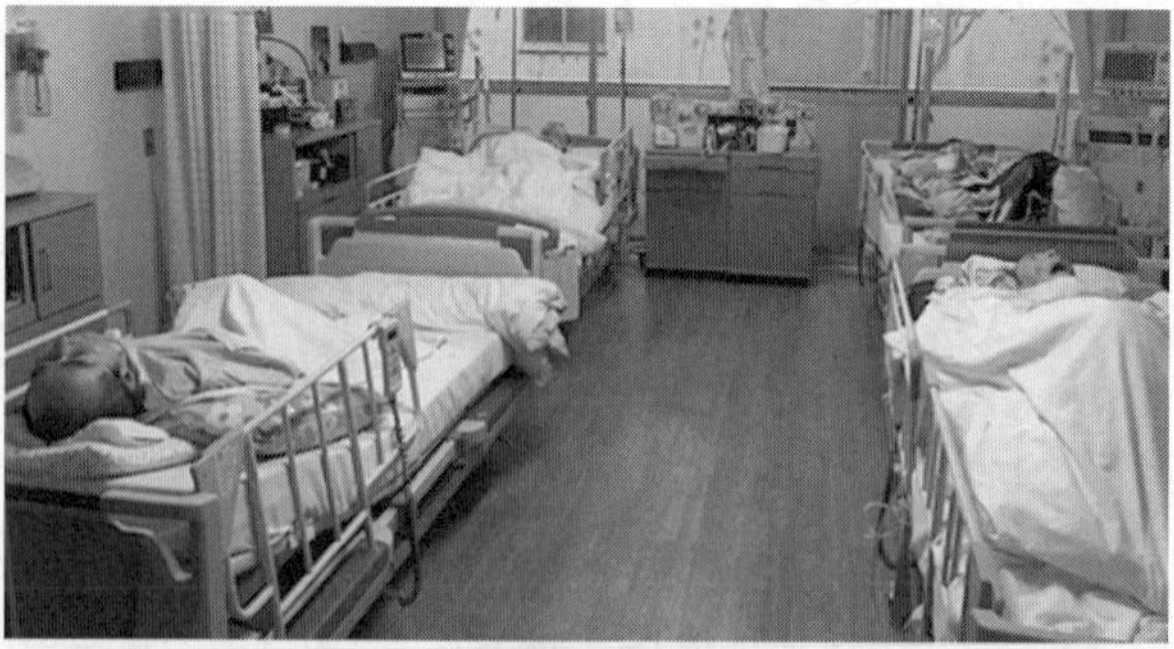

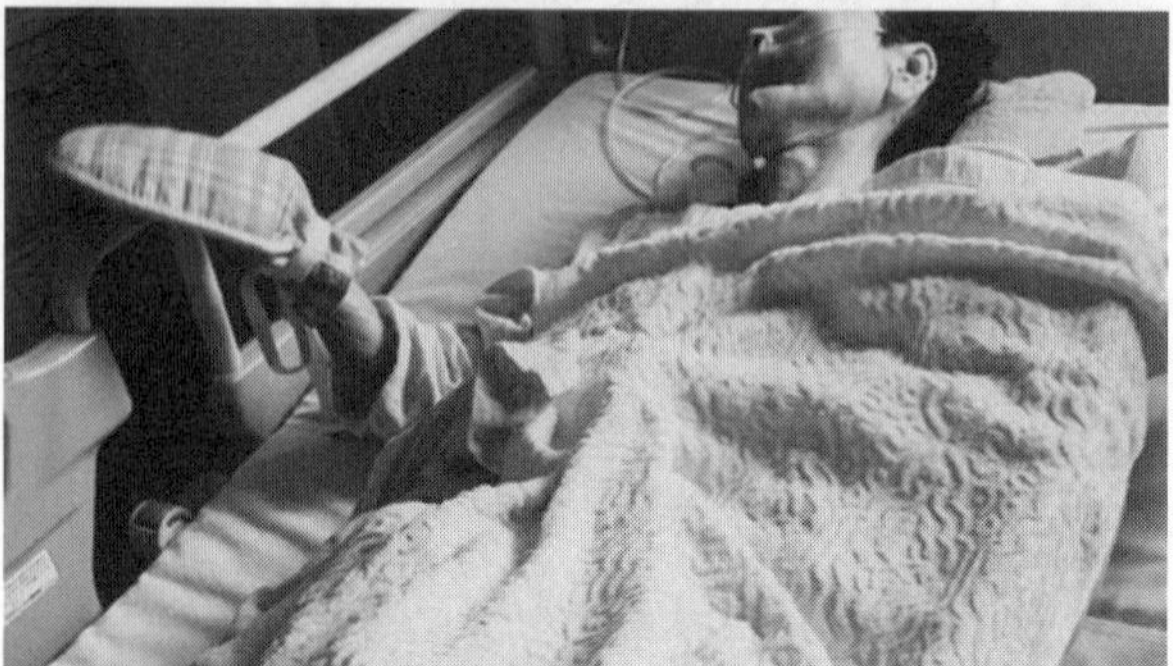

大部屋のベッドで拘束された患者さん

著者撮影

ご飯を食べたりし始めた、というケースも多く経験しています。

どうしてこういうケースが見られるかと言えば、病院という空間がそもそも「治療の場所」であり、安全・安心が最優先されるため、基本的に、
・転倒が心配だから、「ベッドで横になり、安静にしていましょう」
・誤嚥や窒息が心配だから、「口で食べるのは止めて（絶食）、管から栄養を入れましょう」
という対応になってしまうことが関係します。医療はどうしても生活を制限する方向に向かうため、こうした対応により患者さんの体力がいっそう落ちてしまうことが一因として考えられるのです。

人間の四苦と言われる「生老病死」ですが、実は病院や医療で解決できるのは「生」や「病」の部分のみです。人間にとっての自然現象である「老」や「死」の部分については残念ながら現在の高度医療をもってしても解決できません。

欧米の先進国に比して日本で病院・病床が多いのは、この「老」や「死」の部分を医療や病院に依存する度合いが大きいことが要因であるようにも思えます。日本人の死に場所は8割が病院ですが、アメリカは4割、オランダは3割です。

## 高齢入院患者の多くは入院治療の必要がない?

自宅に帰ることもできる患者さんについて触れましたが、実はこういう状態の患者さんの入院を「社会的入院」と言ったりもします。この言葉に正式な定義があるわけではありませんが、おおよそのイメージで説明すると次のようになります。

「入院治療の必要がないのに、家族の介護の事情だったり、介護施設の受け入れ事情だったり、いわゆる社会的な理由で退院ができないような状態」

この「社会的入院」の患者さんは、日本の病院にどのくらいいるのでしょうか。印南一路氏の『「社会的入院」の研究』によると、一般病床に入院中の高齢患者の3分の1（約17万人）、あるいは療養病床に入院中の高齢患者の2分の1（約15万人）が「社会的入院」だったといいます[*9]。

簡単に言うと、入院中の高齢患者の多くが、治療の必要性が乏しく、医療というより介護に近いイメージの入院だということです。高齢化が進んだ日本では、医療の形も変化しているわけです。そして同書では、「廃用症候群（寝かせきりによって高齢者の身体機能がかえって奪われること）」を問題視して、こう述べています。「医療の必要性が小さいのに、社会的な理由で入院したり入院を継続したりすることは、（中略）高齢者の貴重な残りの人生を台無しにする可能性がある」と。

日本では廃用症候群による寝たきり（寝かせきり）の患者さんの数が非常に多いのです。近年は回復期病床（リハビリ専門病院）など、リハビリを重視する病院も増えてきましたが、とはいえスタッフ不足などの問題があり、やはり病院では「寝かせきり（安静臥床）」の時間が長くなっていることが多いようです。

## 医師を辞めようと思った、とある病院での光景

私は、医師という職業を辞そうと考えたことがこれまでに2回あります。1回は123ページで紹介した、「入院医療費と病床数の関係」のグラフを見たときですが、もう1回は私が医師になりたての頃です。

療養病院で、意識なく延命されている患者さんたちが病棟を埋めている現実を見たのです。医療という高度で崇高な技術が、本当に人間の幸福のために使われているのか疑いたくなるような光景がそこには広がっていました。

それまでの私は、自分の医療知識を深め、医療技術を磨くことこそが「善」だと思っていました。そうすることが患者さんのためになることだ、国民の幸福に貢献することなのだ、とまったく疑っていませんでした。

しかし、療養病院の大部屋で、ただただ白い天井を見つめたまま寝たきりの高齢者がずらっ

と並んで胃ろうから栄養を入れられている光景を見たとき、それまで自分が磨いてきた胃ろう造設術などの医療技術や医学的知識が「善」に思えなくなってしまったのです。

抱いていた世界観がガラガラと音を立てて崩れていくように感じました。「医療という名の地獄絵図」に思えてしまったのです。これは本当につらいことでした。

高齢者や障害者は社会的弱者として病院に収容されやすくなっている存在です。病院は病院で、それを良しとして安易に受け入れてしまってはいないか？　しかも病床を埋めたいがために？　私がこういう疑問を抱くようになったきっかけは、このとき目の当たりにした光景にあります。

## 終末期医療には正解がない

一般的な医療の世界では、いわゆる「標準的（理想的）な術式、投薬法」など、ガイドライン的な「正解」があります。この病気にはこの手術が一番、この病気には点滴でこの薬をどのくらいの量使用するといった、あらかじめ定められた規定や手順があるのです。

しかし、終末期医療の世界には「これが正解」と言える一定の道筋があるようで、実はあまりありません。たとえば、超高齢で「老衰」としか言えないような状態のとき、また認知症の末期で寝たきり、というようなときです。病院の医師が得意とする「治療」で解決できる問題ではすでになくなっていて、いわゆる「延命処置」しかできることがない。

「治療」に反応しない段階にいる患者さんの人生にどう向き合っていくのか、多くの管につながれて意識もなく「延命」されることが果たしてご本人の終末としてふさわしいのか……。そんなデリケートな問題と対峙するとき、医学的な「正解」はそれほど大きな意味を持ちません。その人にとっての幸福と、医学的「正解」とはまた別の話だからです。

治療の専門家である多くの医師にとって、こういう問題は得意でないのかもしれません。医師も迷いの中にいるのかもしれない、ということがよく表れている、会田薫子氏による研究データがあります。

「認知症が進行して食べられなくなった患者さん（現在は点滴で栄養補給中だが、点滴だけでは十分な栄養はとれない）にどの治療法を勧めますか？」という問いに対して、789人の医師から回答を得ています。その結果が次ページの図4－13です。

「点滴」が一番多く51％、「胃ろう」は意外に少なくて21％、「何もしない」医師も10％います。ただ、一番多い「点滴」にしても、点滴だけでしっかり栄養がとれるとは言えないので、「これがベスト！」というより、「何もしないよりはいまの点滴を続けたほうがいいかな」といった考えだと思います。

ちなみに、ここで回答されている医師は全員「日本老年医学会」会員なので、終末期医療に

## 図4-13 食べられなくなったらどうしますか?

### 認知症末期の栄養法(人工的水分・栄養補給法)は?

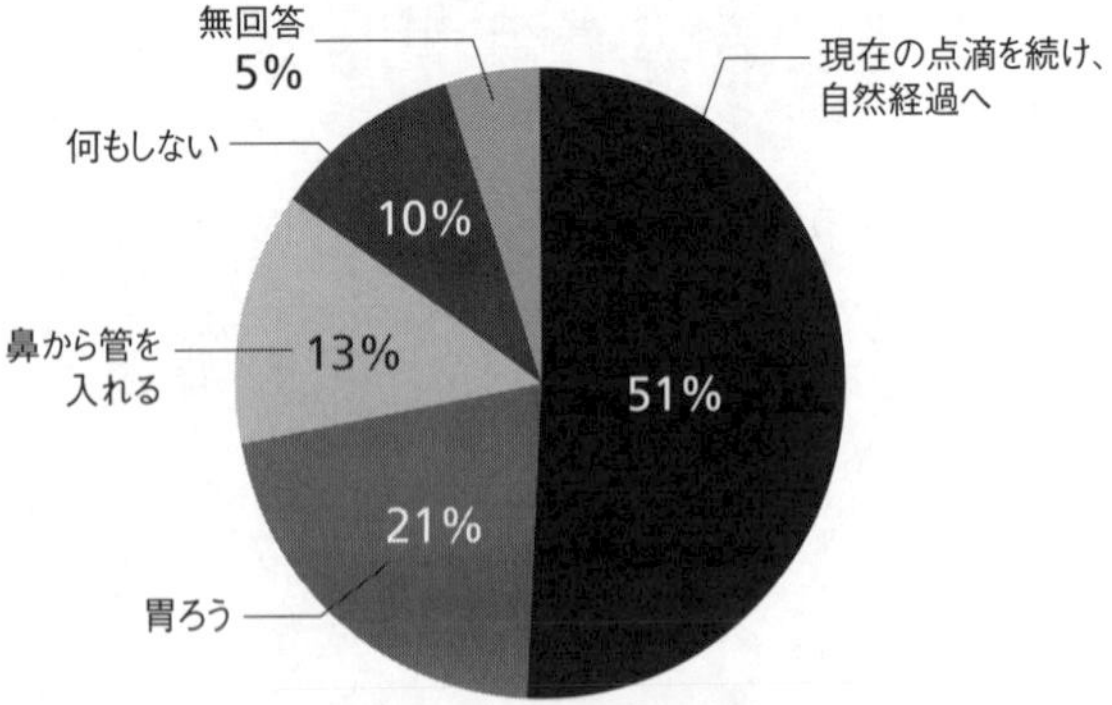


### 自分が患者だったら?

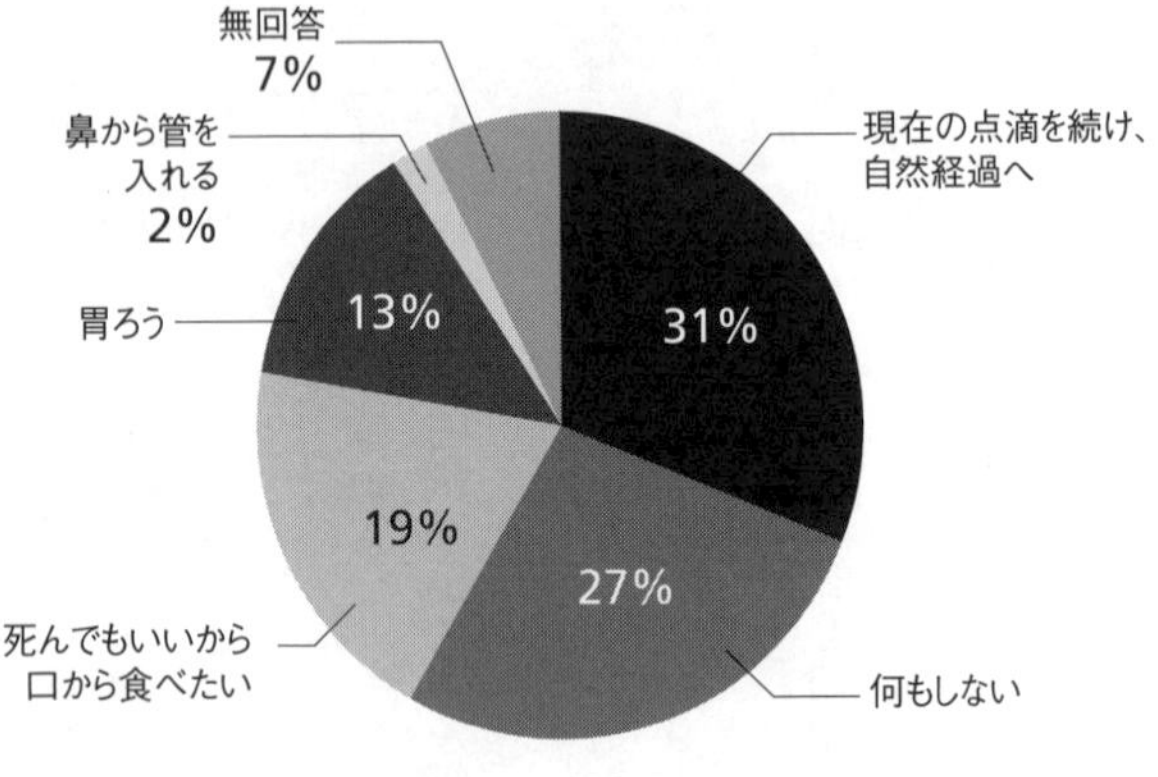


出典:日本老年医学会シンポジウム2011「食べられなくなったらどうしますか?　認知症のターミナルケアを考える 医師対象調査報告」会田薫子(東京大学 グローバルCOE「死生学の展開と組織化」)

対しては強い思いのある先生方だと思います。その人たちの間でもこれだけ意見が分かれるということです。

もう一つ「あなた自身が患者さんだったらどうしますか？」という質問もあります。自分自身の話になると、「何もしない」が一気に増え27%、また「死んでもいいから口から食べたい」が19%となります。最初の質問への回答とまったく違う傾向です。正解のない終末期医療の世界で、医師も戸惑っていることの表れかもしれません。

120ページ図4－5の、胃ろう造設手術数のデータでは、胃ろうの件数にかなり地域差があることがわかりました。この結果も、正解がない世界で医師がみな戸惑っている証拠かもしれません。

## 胃ろうを作る・作らない、それぞれの理由

なかなか語られませんが、胃ろうに対する「医療職の思い」というものもあります。実は、医療職が「胃ろう」の話をするとき、背景には純粋な医学的判断と同時に、「医療・介護サイドの都合」があることもあるのです。

「胃ろう」が作られている患者さんの介護は、そうでない患者さんの介護に比べて、労力がかからない場合が多く、「胃ろう」があることが介護施設入所の条件になることすらあります。

介護する側にとって、口から食べる患者さんはスプーンでひと口ずつ介助する必要がありますが、胃ろうがあれば栄養の入った液体をベッドサイドにぶら下げ管につなぐだけです。作業として楽なのです。

医師にとっても胃ろうがあると安心です。口から食べる人に対しては「肺炎になったりしないかな？」と、心配が絶えません。胃ろうがあって管から栄養が入っていれば、そういう心配をあまりしなくて済みます。

「胃ろう」自体が悪いわけではありません。最近は胃ろうの悪いイメージが先行してしまっている風潮もありますが、胃ろうはただの便利な道具なのです。その道具をどう使うか、人生の終末に近づいた方々の生活を支えるために、人生に上手に寄り添うために、その道具をどう使うのか。それは患者本人をはじめ、我々医療者および、ご家族全員で悩みながら決めていく課題なのです。

終末期には、いろいろな選択肢があります。具体的には、胃ろう／経鼻経管栄養（鼻から胃まで管を通す）／普通の点滴／中心静脈栄養（特別な太い点滴）／何もしない、もしくは死んでもいいから口から食べる、などです。

ただ、おそらくどの選択肢にもいい面・悪い面が混在しており、これで完璧という選択肢はないと思ったほうがいいでしょう。

## 常に起点にすべきは、患者本人の思い

医療側の考え方や介護側の都合などの話をしていると、ついつい忘れてしまうのが、患者さんご本人の思いや迷いです。医療や介護などの多職種会議などでも、専門的な話になりすぎたり、各職種の「都合」の話ばかりになってしまい、「ご本人がその問題についてどう思っているのか」をついつい置いてきぼりにしがちです。本当はそこからでないと何も始まらないのです。ご本人の思いを起点にすれば、「正解」は見えなくても「道筋」は見えるかもしれません。

もちろん、認知症が進んできてご本人が思いを話せない場合もあります。しかし重度の認知症の人でも、時間帯によっては頭がはっきりすることもあります。施設ではボーッとしていても、外泊で自宅に帰ったらシャキッとすることもある。そういうときにさりげなく本心を聞いてみるといいのではないでしょうか。

もし認知症がさらに進んで、思いがまったく聞けない状況になった場合は、家族は時間をさかのぼり、おじいちゃん・おばあちゃんの「かつて」の姿を思い出してください。彼らは「かつて」社会で活躍された尊敬すべき先輩たちです。何も思いがなかったわけはないはずです。元気だったとき、「延命治療」や「胃ろう」についてどう思っておられたのか。彼らの輝ける時代をともに過ごしたご家族なら、そこに思いを馳せることができるかもしれません。

私の患者さんで、真摯に耳を傾ける努力をしたところ「ハラの胃ろうのパイプをひっこぬいてください」と筆談で訴えた方もいらっしゃいました。「ええ？　あの患者さん、意識がはっきりしているんだ！」と驚いたスタッフもいたほどです。

まずご本人の思いがあって、その後それをどうやって叶えるか、そのために医療・介護は何ができるのか、何をしてもらえるのか……と順に考えていくことが大事なのではないでしょうか。人間の死亡率は１００％です。誰にも必ず人生の終わりが訪れます。高齢者だけでなく、ご家族も、医療・介護の専門職も、みなで悩みながら考えていきたい問題です。

そしてこうした問題を考えていくときの一つの答えが、次章で紹介する夕張における経験にある、と思っています。

＊1―OECD Data：Magnetic resonance imaging (MRI) units, Computed tomography (CT) scanners (2019)
＊2―OECD Data：Doctors' consultations (2019)
＊3―OECD：Making Mental Health Count (2014)
＊4―OECD Data：Length of hospital stay (2019)
＊5―厚生労働省：認知症施策推進総合戦略（２０１５年）
＊6―病院情報局：平成27年度 自治体病院「純医業収支」ランキング

＊7—病院情報局：平成27年度 自治体病院「純医業収支」ランキング

＊8—厚生労働省：厚生統計要覧（令和元年度）

＊9—印南一路『「社会的入院」の研究』東洋経済新報社、２００９

# 第5章
# 医療崩壊した夕張で起きたこと

## 市内に一つしかない病院がなくなった!

2007年、北海道夕張市は財政破綻し、日本中の大ニュースとなりました。

この財政破綻に伴い、市内に一つしかなかった病院である「夕張市立総合病院」が閉院となりました。具体的には、市が破綻して財政再建団体になったことで、171床を持つ市立総合病院が、19床の有床診療所と老健(介護老人保健施設)に縮小されました。有床診療所とは、入院設備(ベッド)がある診療所のことです。ちなみに、単純にベッド数20未満が診療所で、20以上を病院と言うことが医療法で決まっています。

細かいことはともあれ、一つしかなかった病院がなくなり、市内の病床数がいきなり約10分の1に減ったのです。まさに医療崩壊と言っていいでしょう。規模を縮小してランニングコストを大きく減らし、できる範囲で経営していこうということになりました。その結果、外科や小児科、透析医療などはすべてなくなりました。

医師の数も減りました。破綻前には病院に5~10人いた医師が、診療所となってからは半分以下です。私が夕張で働いていた時期は、平均すると医師の数はだいたいいつも2~3人でした。

簡単に言えば、夕張市が提供できる医療は「町のお医者さん」的なイメージの医療だけになったのです。

心臓の急病や事故による大怪我があればドクターヘリで札幌まで飛びます。疾患によってはヘリでなく救急車でも札幌まで走ります。救急車が病院に到着するまでの時間も延びました。以前は市内の病院で救急車を受けていたので平均38・7分で病院に到着していましたが、病院閉鎖後は隣の市や札幌まで搬送しなければならなくなったので、ほぼ2倍の67・2分にまでなってしまいました。

また、市の財政破綻に伴い、診療所の運営は実質的に民営化しました。看板は「市立診療所」なのですが、運営は民間が受け持つことになったのです。いわゆる公設民営です。

## 炭鉱閉山、人口減少、高齢化率50％超

夕張市はかつて、日本でも屈指の炭鉱の街でした。明治時代、ほぼ誰も住んでいなかった山の上のほうに石炭が豊富に埋まっているようだということで、炭坑が掘られました。北海道と言えば広大な平野がイメージされがちですが、夕張にはそれがありません。急流と切り立った山々に囲まれた狭い谷間の土地なのです。

その谷間の川沿いには一本の線路と道路が通っていて、その両側に集落が点在しています。夕張のおじいちゃん・おばあちゃんたちは、市外に行くことを「おりる」と言います。それほ

ど周囲と隔絶された、山間地域にある街なのです。そんな土地に全国から大勢の炭鉱労働者が集まり、最盛期には人口が12万人近くに達しました。

札幌とは約60キロ離れています。東京駅から神奈川方面に向かうとすると、三浦半島先端にある三浦市までの距離が約60キロです。

そんな土地で過去に起きた大事件としてまず思い出されるのは、炭鉱の閉山です。エネルギーの主役が石炭から石油に代わったことで、市内に複数あった炭鉱は次々に閉山に追い込まれました。

「山間地域」と言うと、昔ながらの農村をイメージされるかもしれませんが、夕張は家族構成ほか社会構造が都市型です。全国から人が集まって成り立っている東京、とくに高島平やかつての多摩ニュータウンなどに近い社会構造なのです。もともと他所の土地からの移住者なので、先祖代々続く土地も家もない住民がほとんどです。古民家風の農村の一軒家はほぼ皆無、ほとんどの人たちが公営住宅風の団地・アパート暮らしです。ですから仕事がなくなれば、街から出て行きやすいのです。実際に街を去った人も大勢います。

炭鉱の衰退と共に人口も激減しました。ピーク時は12万人近くだったのが、いまや８０００人を割っています。閉山は昭和後期でしたから、30～40年ほどで人口が15分の1以下になりました。しかも仕事を求めて街を出て行ったのは子育て世代の若年層です。夕張に残ったのは、年金で生活できる高齢者です。その結果、夕張市は２０１７年に高齢化率が50%を超え、この数字は市として日本一になっています[*1]。

こういう歴史を持つ街で財政破綻が起これば、医療への不安から高齢者だって街を脱出しても不思議ではありません。ところが、少なくともおじいちゃん・おばあちゃんは街を離れたくなかったようです。市の総人口の減少は変わらずに進んでいますが、財政破綻・病院閉鎖後も２０１５年までは75歳以上の高齢者の人口は一貫して増加していました[*2]。

## 「治す医療」から「生活を支える医療」へ

とはいえ、一つしかない病院がなくなることは間違いなく不安だったはずです。病院閉鎖は地元の人にとって、まさに「医療崩壊」を意味していました。こんなにわかりやすい医療崩壊の例は、日本ではおそらくないでしょう。しかし実際には「崩壊」しなかったという事実が、以下に示す複数のデータに結果として出ています。

これは財政破綻・医療崩壊後の初代院長だった村上智彦先生が、さまざまな医療改革をおこなった成果とも言えます。

しかしその先生も最初から地元に受け入れられていたわけではありません。なにしろ地元の人たちにとって、一つしかない総合病院がなくなった衝撃は大きいものでした。旧病院に高度

**図5-1 財政破綻前後における夕張市民の死因別死亡率(SMR)**

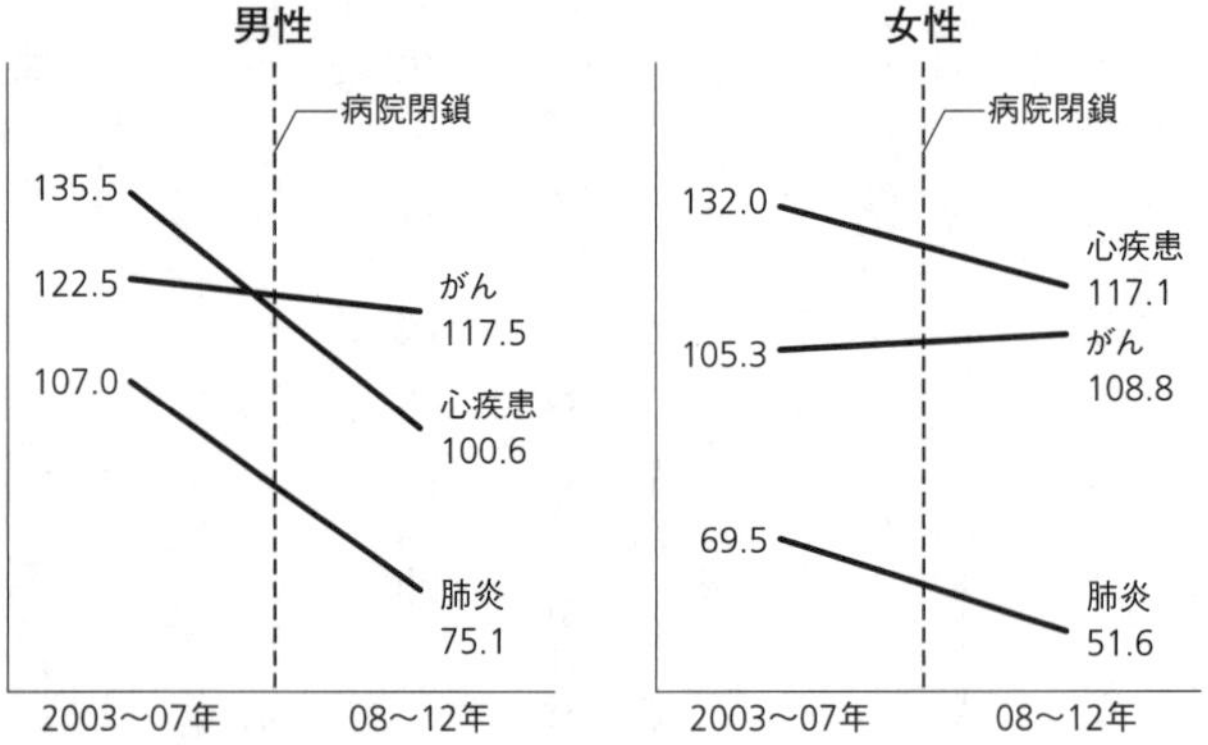


SMR:標準化死亡比

出典:厚生労働省「人口動態統計特殊報告　人口動態保健所・市区町村別統計」をもとに著者作成

医療や潤沢な救急体制が整っていたわけではありませんが、24時間受付可能な体制でしたから、そういう病院がなくなって不満が噴出しても当然です。また村上先生もはっきり物を言う性質からか、地元の新聞でその言動が叩かれたりした時期もありました。

　しかし、村上先生の方針は一貫していました。高齢化した街に必要なのは、「治す医療」にもまして「生活を支える医療」だと訴え、病床がなくなった代わりに在宅医療や訪問看護、訪問介護を積極的におこない、空いた病床で高齢者施設を作りました。

　どうしたら夕張のみんなが元気になれるかを考えて人員もシフトし、高齢者の生き生きとした人生を支えるサービスを提供できる体制に変えていったのです。

## 死亡率は上がらなかった

財政破綻を機に、夕張市の医療でどういうことが起こったのか。以下に一つひとつ、データで確認していきましょう。

まずは死亡率の変化です。

医療崩壊の前後で死亡率を比較したとき、普通に考えれば「死亡率は上がる」と予想されます。私もそう思っていました。ところが図5－1のデータによれば、男女ともに死因2位の「がん」は、医療崩壊前後で大きな変化がなく、死因1位の心疾患と3位の肺炎は、逆に下がってしまいました。

死亡率をトータルで見ると、男性が下がり、女性が少し上がり、ほぼ変わりありません（図5－2）。死亡者数を見ても、ほぼ横ばいです（図5－3）。医療崩壊したからといって、死亡者が増えたということはまったくなかった、ということです。

しかし、よく考えると計算が合いません。いま挙げた死因上位の三つの疾患だけでも、死亡率の相当の割合を占めるはずです。それらが下がっているのに総死亡率が横ばいならば、ほかの何かによる死亡率が増えていないと数が合わないのです。

何による死亡率が増えたかと言うと、それは「老衰」です。

## 図5-2 財政破綻前後における夕張市民の死亡率（SMR）

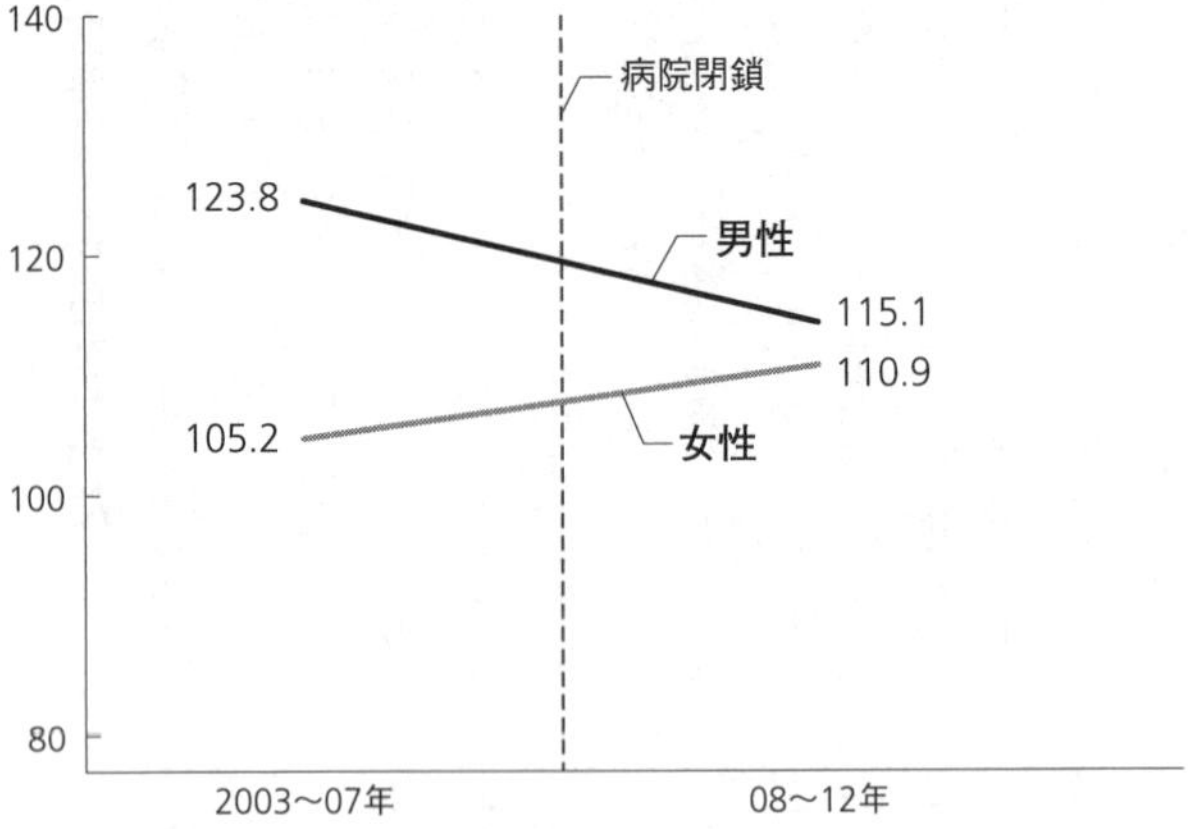


出典：厚生労働省「人口動態統計特殊報告 人口動態保健所・市区町村別統計」をもとに著者作成

## 図5-3 財政破綻前後における夕張市民の死亡総数

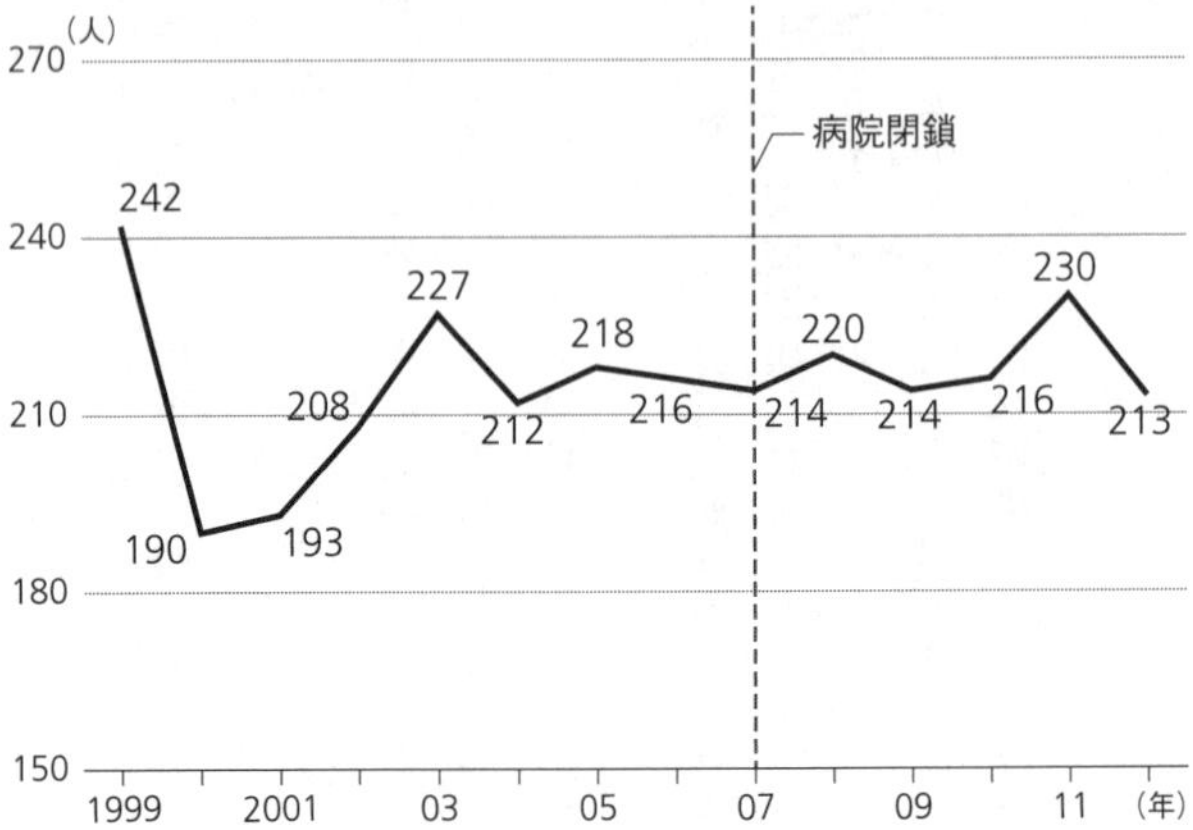


出典：厚生労働省「人口動態統計特殊報告 人口動態保健所・市区町村別統計」をもとに著者作成

## かつて老衰は医師にとっての敗北だった

老衰は病気ではなく、自然に枯れていく「状態」です。しかし国で定められた死亡診断書の「死因の種類」の1番には、「病死及び自然死」と書かれています。老衰は自然死ですから、立派な死因の一つなのです。

これまでは日本人の死因のかなり下位に位置していましたが、近年は上位に上がり、いまは3位にまでなっています。[*3] しかし夕張の場合は、増え方が違いました。次ページの図5－4をご覧ください。

財政破綻で病院がなくなって検査が行き届かないからきちんとした診断ができずに「老衰」が増えたのでは？と訝《いぶか》る人もいるようです。しかし検査を受けられる／受けられないは、ほとんど関係ありません。このグラフには、実はもっと大事なことが隠れています。

夕張の臨床現場にいた医師としてたしかに言えるのは、「死亡診断書に老衰と書くのは、実は簡単ではない」ということです。家庭医や、患者の生活にしっかり寄り添う医師でないと、実際に老衰という診断は付けにくいのです。

救急車で運ばれてきた95歳のおじいちゃんがその数時間後に病院で亡くなったとします。それまで寝たきりだったとしても、その病院の救急治療室で初めて診た救急医がご遺族に死因を

**図5-4 夕張市民の死亡総数における老衰の割合**

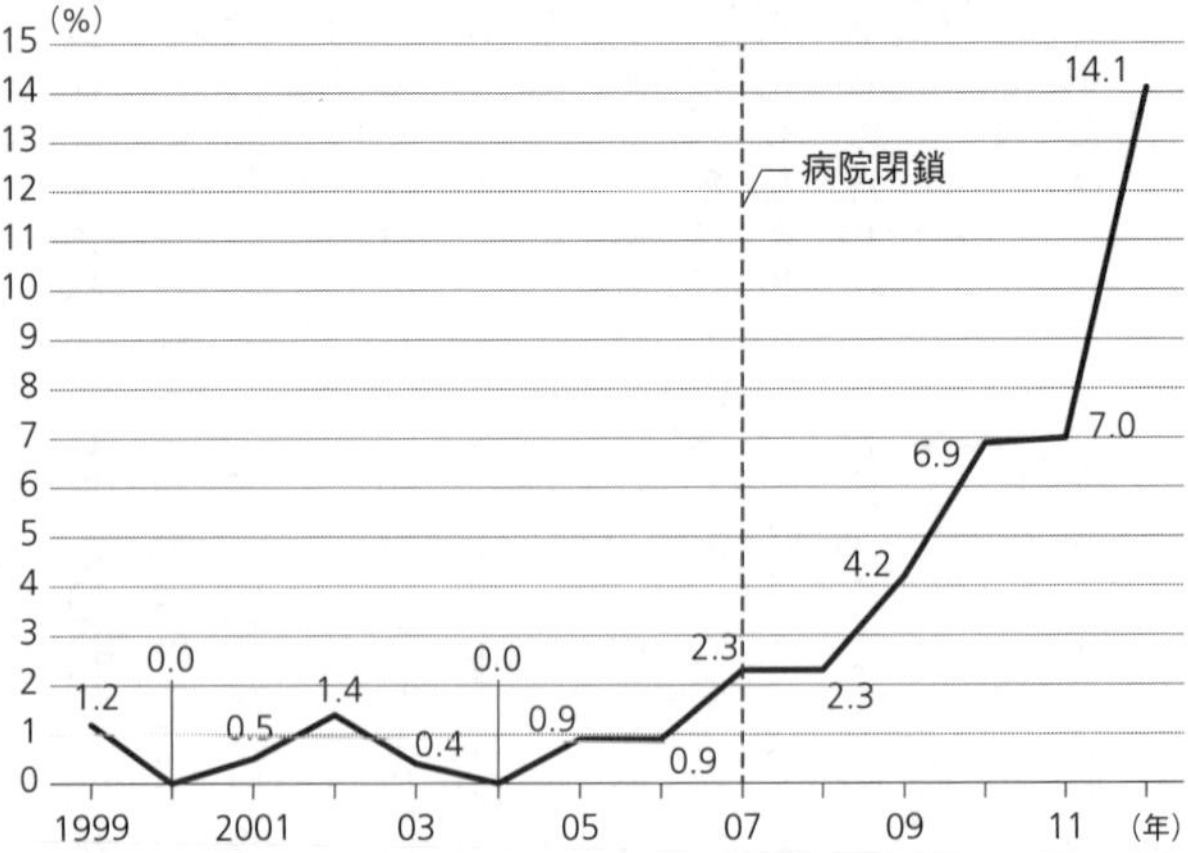


出典：厚生労働省「人口動態統計特殊報告人口動態保健所・市区町村別統計」をもとに著者作成

告げるとき、なかなか「老衰」とは言いにくいものです。

事実、私も若い頃は、先輩医師に「老衰の診断をつけるな」と指導されました。病院医療、専門医療では、老衰はほぼ「敗北」を意味するからです。病院の医師は基本的に病気を見つけ、治療するのが仕事です。医師から見ると「老衰」という診断は「病気を見つけられなかった＝敗北」ともとれるのです。

検査をして病気が判明し、それが原因で患者さんが亡くなるケースはわかりやすく、医師としてご家族にも説明がしやすい。その日初めて診る医師でも、病名がわかれば死亡診断書を書きやすくなります。

一方で老衰は病気ではないので、ご本人やご家族に受け入れてもらうためには、医療側と患者・家族側との間に信頼関係が必要です。ご家族にとっても、受け入れるために時間と覚悟が求められます。長い老いの過程を共有して、ご本人の思いを聞き、ご家族との信頼関係を築く。そうした過程を経た医師でないと、なかなか「老衰」という診断はできないのです。

## 「老衰」が増えたことは何を物語るのか?

その意味では、実は先程の心疾患や肺炎が減ったデータは正確ではないかもしれません。人間が死ぬときは心臓が止まるのですが、その死因を「心疾患」と書くか、「肺炎」と書くか、「老衰」と書くかは、微妙なことが多いのです。たとえば10年前に心筋梗塞を起こして心臓が弱ってきたおじいちゃんが、だんだん体力が衰えてきて95歳で寝たきりになり、その2年後に亡くなったとします。こういうケースは老衰とも言えるし、心疾患とも言えるし、どちらも間違いとは言えません。

肺炎も同じです。体力の衰えに伴い喉の飲み込みの機能も衰えてくるため、終末期の患者さんの多くが肺炎を発症します。ただ、多くは内服や点滴の抗生剤で治るので、いったんは治る。治ってはまた飲み込みを間違え肺炎になって……を繰り返し、最終的に亡くなる、というケースも多いのです。

その場合も死因が肺炎か老衰かはとても微妙で、どちらでもおかしくないのです。ただ、病院の医師は死因欄に診断名、病名を書きがちだということです。それは総合病院があった時代の夕張もそうだったのだと思います。

図5－4の「老衰の割合」のグラフをもう一度見てください。ここにはさらに重要な現実が隠れています。病院閉鎖前の時代は、「老衰」が0・9％、つまりほぼゼロです。このことのほうがむしろ問題なのです。要介護状態になり、寝たきりになっていく過程は、それこそ老衰ですから、高齢化率の高い夕張市でゼロに近い数字が出るほうがおかしいのです。

つまり、こうした過程をきちんと「老衰」と言ってあげられるような医療に変わったことを、このグラフは示しています。実はかつての死因の中にも老衰が多く隠れていたけれど、心疾患や肺炎の病名がついていたわけです。それが素直に老衰と診断できるような医療、「治すことを目指す医療」から「生活を支える医療」にシフトしていったため、死因としての心疾患も肺炎も下がったように見えるのです。

結局、心疾患や肺炎の数が減ったということではなく、医療の中身がシフトしていったということです。そして、それでも死亡率がほぼ変わらなかったこと。これが夕張の医療を俯瞰して見えてきた驚愕の事実なのです。

## 入院するより家にいたい

## 図5-5 財政破綻前後における夕張市の訪問診療患者数

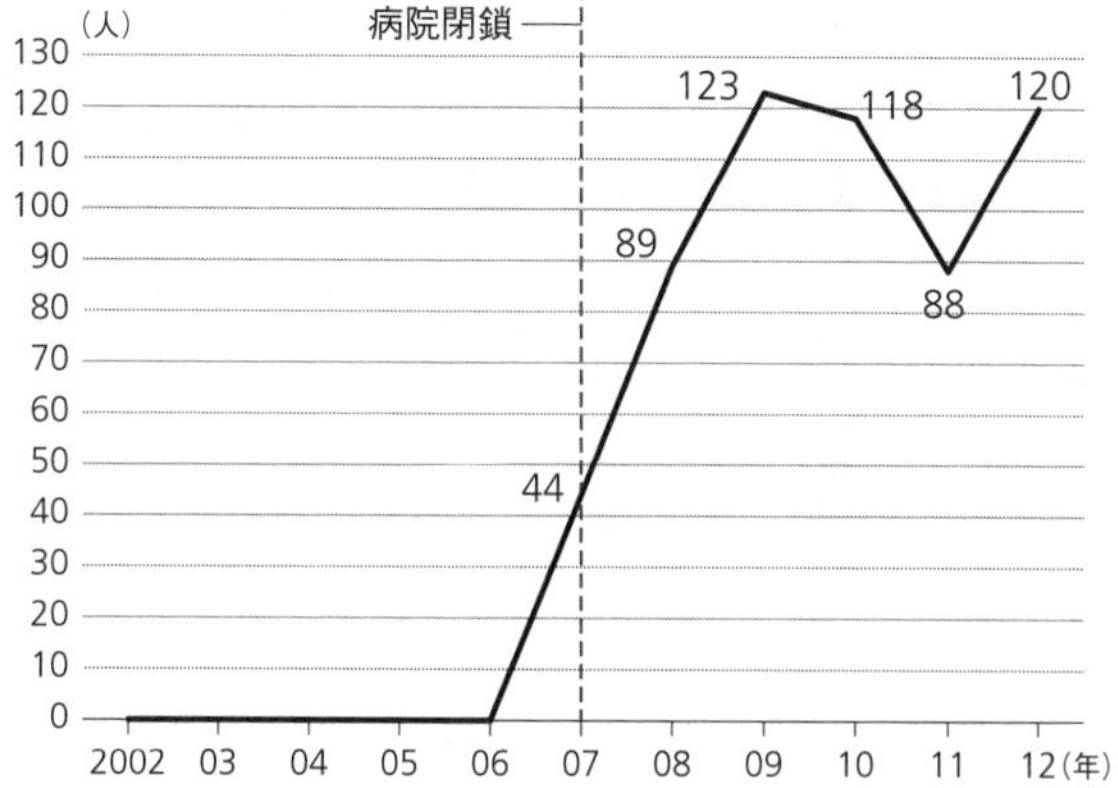


出典:在宅療養支援診療所によって在宅時医学総合管理料
(24時間の緊急往診対応・月2回以上の定期訪問診療)が算定された、各年度末時点の患者数

さらに面白いデータがあります。訪問診療の患者数の推移です。

病院閉鎖までは、訪問診療はまったくなされていませんでした。「何かあったら病院に来なさい」「救急車でもタクシーでもいいから、とにかく病院に来てくれたら治療をします」という体制でした。ある意味これは市民にとって大きな安全・安心なのかもしれませんが、前出の通り中小規模の病院ではすべての高度救命医療をおこなうのは難しい実情もあります。山間の病院でどこまでやるか、これは地域によってケースバイケースになるでしょう。

夕張の場合は、村上先生の方針によって「訪問診療や訪問看護を増やすこと」に決まりました。

先にも述べた通り、誤嚥を繰り返すおじいちゃん・おばあちゃんはたくさんいます。肺炎を起こした場合は、病院で点滴してもいいのですが、自宅で在宅医や訪問看護師さんに点滴してもらっても治療効果はまったく変わりません。

実際、おじいちゃん・おばあちゃんは、家にいたいと言う人が多いのです。入院すれば食事の時間も決まっていて、テレビも消灯時間以降は見られないでしょう。せっかくの残りの人生がその分だけ制限されてしまいます。「入院してもいいし、家にいてもいいよ。どちらにしても治療は変わらないから」と医師が言えれば、患者さんの多くは「家にいたい」と言うものです。そのような対応をしていたら、訪問診療の数がどんどん増えたのです。

住民のニーズに合わせてフレキシブルに訪問診療・訪問看護が提供できる体制になった。つまり医療の質が変わったということが、このデータで一目でわかるわけです。

## 救急車の出動件数が減った

救急車の出動件数はどうでしょうか。

救急車の出動件数は、全国では右肩上がりに増えています。これにはわかりやすく明確な理由があります。高齢者の数が増えているからです。自治体によっても違いますが、救急搬送される人の6割ほどは高齢者なのです[*4]。これは全国平均値ですので、高齢化率の高い地域に行け

## 図5-6 全国の救急出動件数

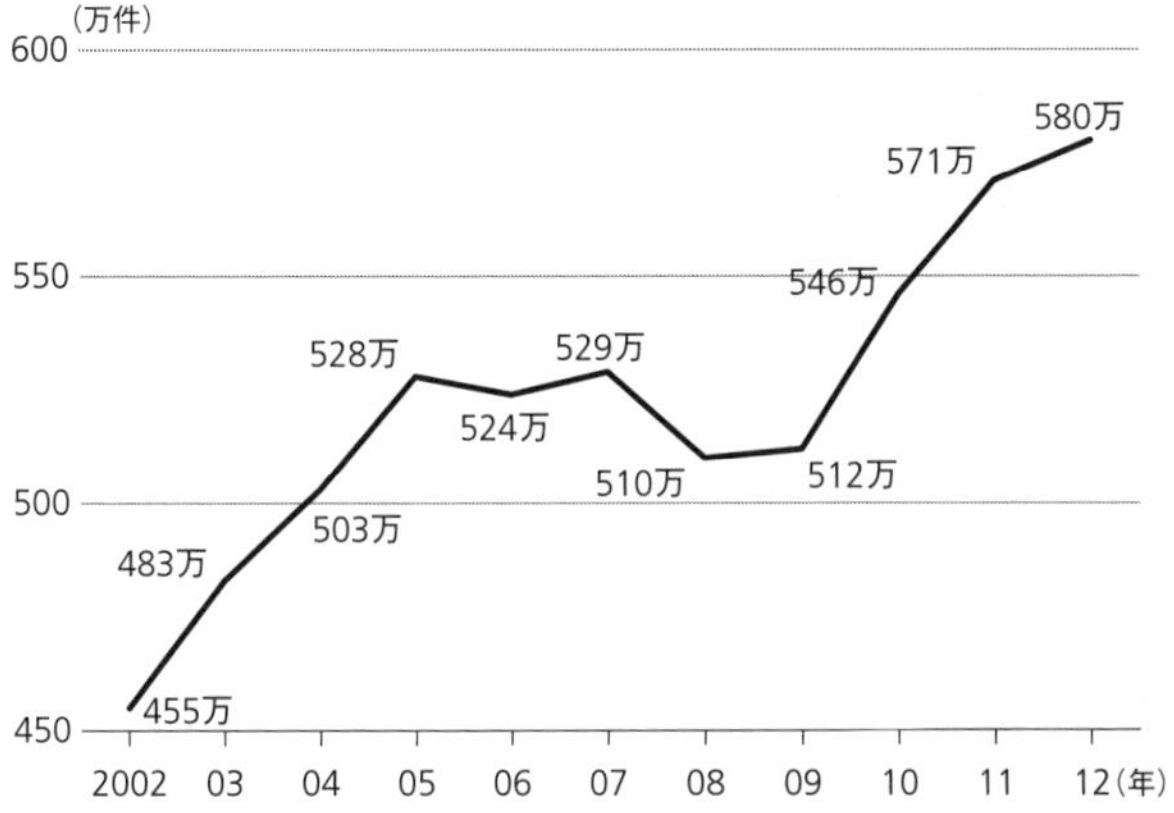


出典:総務省消防庁『平成25年版消防白書』

## 図5-7 夕張市の救急出動件数

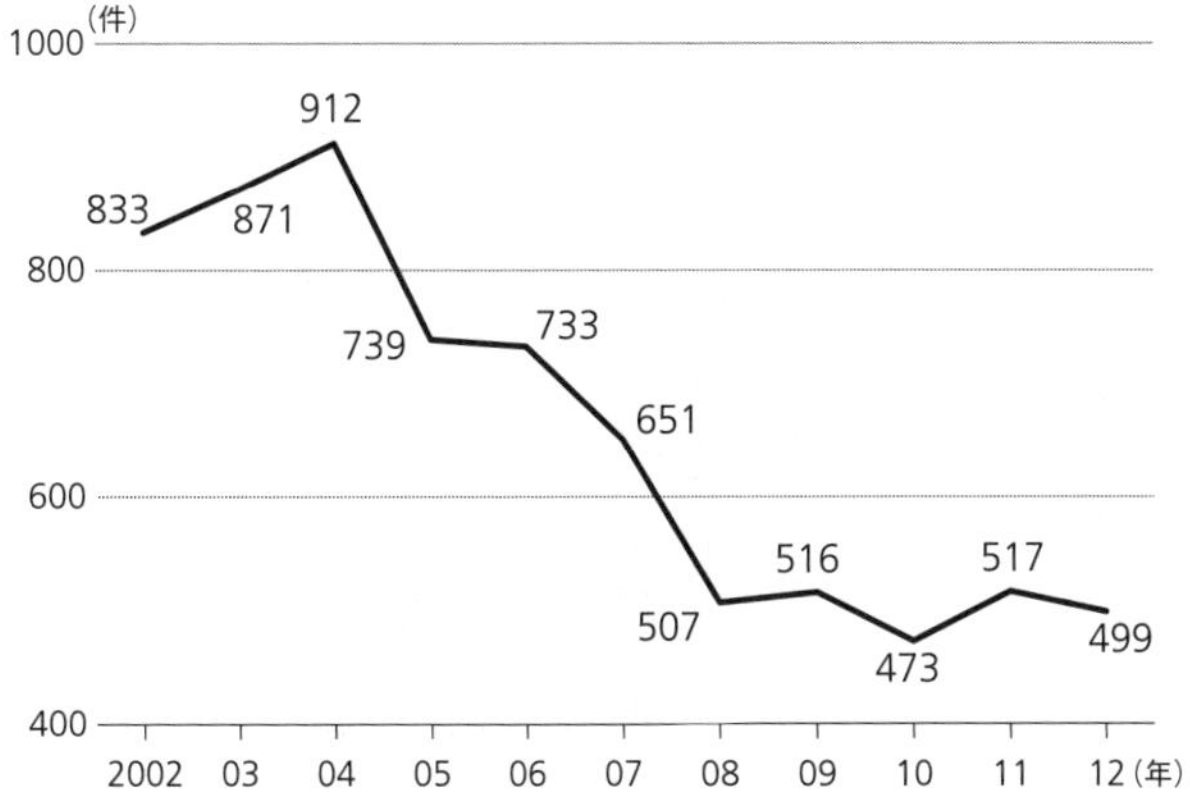


出典:夕張市よりデータ提供

ばその割合はもっと高くなるでしょう。

したがって高齢者の数が増えれば、救急車の出動件数は増えて当然です。

ちなみに夕張市も、人口は激減していますが高齢者の数は財政破綻後も増えました。にもかかわらず、救急車の出動件数が最終的に、病院閉鎖前のほぼ半分にまで減ったのです。

実際、熱中症や誤嚥性肺炎などは、家で点滴をしても病院で点滴をしても、治療効果は変わりません。ですから先に述べたように、在宅医療の患者さんたちには「家でも処置できるけれど、病院に来てもいいよ。どちらでもいいよ」と言っていました。するとほとんどの人が「家にいたい」と言うのです。

結果的に、救急車による「搬送」でなく、医師が緊急で家に行って診察・治療する「往診」、定期的に訪問する「訪問診療」の体制に徐々に変わっていきました。高齢者が増えたのに救急車の出動件数が減ったのは、こういう背景があります。こうした現象がわかりやすく起きたのは、日本ではおそらく夕張が初めてだと思います。

## 人生の質を左右する、終末期の選択

変わったのはとくに、終末期医療の中身です。「とにかく救急車で病院に来なさい」「いつでもウェルカムだよ」という以前の病院の体制は、ある意味で親切かもしれません。

ところが高齢者の場合、救急車で病院に搬送されることが救命に直結するかと言うと、必ずしもそうとは言えません。終末期は急に病状が変わる、いわゆる「急変」の可能性も高いのですが、救急搬送が、緩やかな老化の過程を逆回しにできるかというと、それはまた別の問題です。

家で寝たきりだったおじいちゃん・おばあちゃんの容態が変わった、息がゆっくりになってきた、というとき、救急車で病院に行くのか、それとも訪問看護や往診を頼んで対処するのか、という選択です。これはその人の人生の質に関わる問題です。

救急車を呼ぶことで安心できる感覚はあるでしょう。しかしある意味でそれは、病院というブラックボックスに不安を丸投げしているだけだ、という考え方もできます。もちろん、終末期以外の人の急病や怪我は積極的に救急車を使うべきです。それにより助けられる命は数多くあります。しかし、終末期や老衰の過程の方々は違います。

ご家族にとっては「不安」もあるでしょう。病院にお任せしたほうが楽なところもあります。しかし、ご家族の不安と患者さんご本人の人生の質を高めているかどうかは、また別問題です。そうしたご家族の不安や葛藤に対しても、時間をかけて傾聴し、寄り添っていくことが我々医療者の仕事です。

そういう問題に向き合ってアプローチしていくと、救急車に乗らずに、家で点滴したり、最終的に自宅でお看取りすることもできると気づいていただけます。こうして、医療従事者がご本人やご家族と腹を割って、膝を突き合わせてコミュニケーションをとり、悩みながらコンセンサスを作っていくことこそが、在宅医療やプライマリ・ケアの役割なのです。

## 特養での看取りが増えた

次に夕張市内の特養（特別養護老人ホーム）でお看取りをする割合を見てみましょう。

次ページの図5－8によると、病院閉鎖までは、偶発的に特養で看取ることはあったものの、それほど高い割合ではありませんでした。しかし、その後は100％になっています。つまり、病院ではなく特養の中でもお看取りはできるのです。

以前は、特養で容態が急変した人がいると、すべて病院に搬送していました。ですから救急車の出動件数がいくらでも増えます。

特養で暮らすおじいちゃん・おばあちゃんも、家族も、きちんと話し合うと、ほとんどの人が「住み慣れたところにいたい。環境を変えないでほしい。そこで看取ってほしい」と言います。

とくに認知症の人は、病院に行くだけで認知症の症状が進むことがあります。環境を変えるのは認知症の患者さんにとって良くないことなのです。特養でそれまで穏やかに生活していた

**図5-8 夕張市内の特別養護老人ホームでの看取り率**

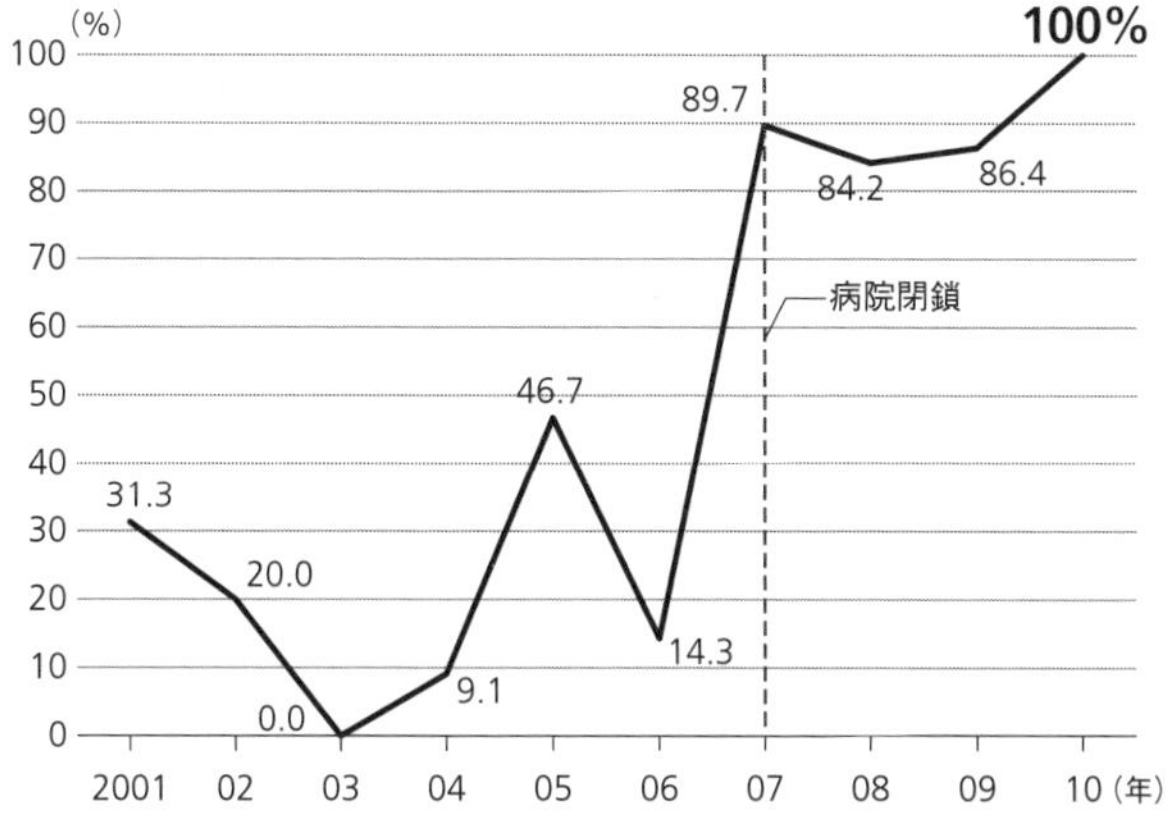


出典：特別養護老人ホーム清光園よりデータ提供

認知症のおばあちゃんが、四方を白い壁に囲まれた病院の部屋に閉じ込められて意識がオーバーヒートし、混乱し、大騒ぎになることもよくあります。

そうした諸々のことを含めたご本人の人生の質について、ご家族と一緒に、悩みながらも考えていくことが大事なのです。

## 医療費は下がった、病床は埋まらなかった

それから医療費も、明確に下がりました。次ページの「高齢者一人あたりの診療費」の推移を見てください。

夕張市の高齢者医療費はもともと北海道全体より少し高めでしたが、その後は北海道全体よりも下がったことになります。日本全国

**図5-9 北海道と夕張市の高齢者一人あたりの診療費**

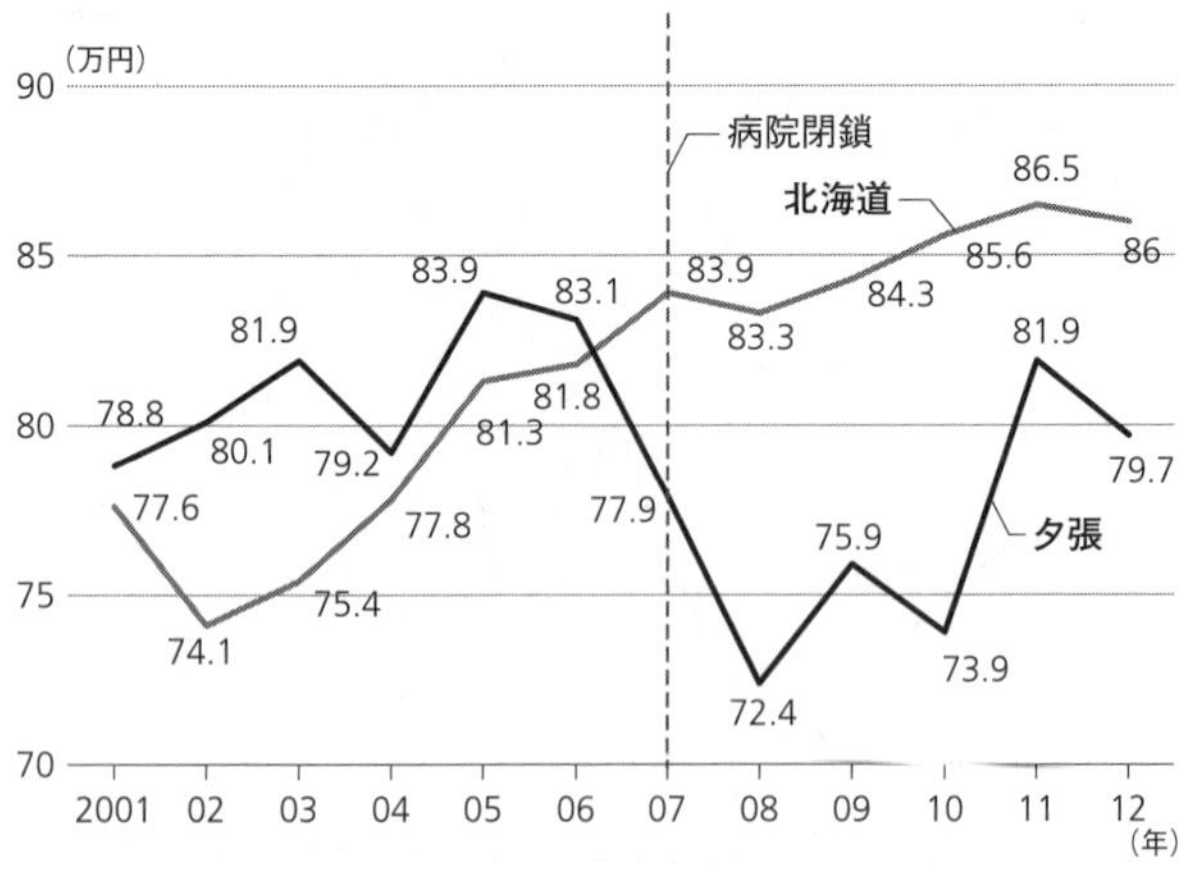


出典：北海道後期高齢者医療広域連合（データ提供は夕張市）

を眺めれば、どこの都道府県も高齢者一人あたりの診療費は上がる一方です。高齢者に限らず、若い人でも同じ傾向にあります。そういう状況の中で、夕張市は下げることができました。

もちろん、たとえ医療費が安くなっても、そのために市民の病気が増えたり、手遅れになったりする人が増えるようではいけません。しかしそうした忌むべき事態が起きなかったことは、ここまで紹介したデータから明らかです。

さらに強調したいのは、１７１から19に減った病床ですが、その19床すら、ほぼ埋まらなかったことです。私が夕張で働いていた期間でも一度も満床にはならず、使用されていたのは平均５〜６床です。

前述した通り、夕張市立診療所は公設民営、つまりは民間で運営されている医療機関です。ですから、金銭的な面で言えば入院患者がたくさんいたほうが経営的には楽なのです。

しかし村上先生が口を酸っぱくして繰り返したのが、「ベッドを埋めなければ」などと考えては絶対にダメだ、ということでした。そういうことではなく、患者が元気になる、生き生きする、人生の質を高める、健康な生活を確保するには何が必要かを考えなさい。そのために入院が必要なら入院させ、訪問診療が必要なら訪問すればいい、外来で十分なら外来でいい、ということでした。

実際に、これらのことをきちんと実行すると病床は埋まらないのだ、ということがわかりました。

## 生き生きした人が圧倒的に多かった

もともと経済学部出身で経営学なども勉強した私自身、当初は診療所の経営は本当に大丈夫だろうかと不安があったのも事実です。市立診療所とはいえ、財政破綻してしまった市に財政面で頼れるわけもありませんから。

私も最終的には診療所の院長までやりましたので当時は経営の隅々まで見ていました。結果としては、村上先生の「ベッドを埋めようと思わない」方針でもなんとか経営していけました。

公的な、パブリックな医療というのはこういうことを言うはずです。つまり、むやみに経営改善や黒字を目指すこと（これが得てして患者を入院医療や望まない医療に誘ってしまうことになる）をせず、真に住民の健康や人生の質に貢献するために尽力することです。

公立病院や公的病院だから赤字でいいという意味ではありません。無駄なコストをカットし、経営を効率化するのは当然おこなわれるべきです。

しかし、病院の経営を改善しようと思ったときに手っ取り早いのは、コストカットよりも収入を増やすことです。これまで見てきた通り、医療の世界は患者を増やそうと思えばなんとか増やせてしまう業界だからです。

それは何度も見てきた入院医療費と病床数の関係のグラフを見れば一目瞭然です。公立病院でも、病院を満床にすることを目指せばそれも可能かもしれませんが、しかしそれが真の「公的存在」でしょうか？　医療は本当の意味での「公」を目指すべきなのです。

真の公的存在を目指してベッドを埋めない経営をし、離島やへき地で救急も産科も在宅医療もやって、それでも公立病院が赤字なら、税金から赤字を補填しても何も問題はないと思います。前述したように、そもそも病院の収入の大半は保険料や税金などの「公的資金」です。

それにしても、データにはさまざまな姿が現れるものです。ここまで紹介してきた夕張市のデータを見たとき、「村上先生が奮闘して作ったモデルケースが、ここまでデータに現れた」

と嬉しくなり、「あっぱれ」な気持ちになりました。夕張の医療で実行されたことの成果とデータを、日本中の人たちがきちんと見てくれたら医療は変われるのではないか、と期待も膨らみました（それほど見てもらえていない、というのが実際のところではあり、いろいろ本も書いているわけですが……）。

ただ、データの数字を構成している一人ひとりのおじいちゃん・おばあちゃんに接してきた上で言えるのは、夕張では、生活の場で生き生きしている人が圧倒的に多かったという事実です。

医療や介護が充実した都市部ほど、高齢者はどうしても病院や施設に収容されやすくなります。もちろん、その場所で元気に生き生きと生活されているのならいいのですが……。胃ろうや点滴の管をいじったり抜こうとしたりするため手袋をはめられたり、身体拘束をされたりします。やはり、こういうことが日常的におこなわれる病院や施設には、生き生きした人があまりいません。

ちなみにスウェーデンも、もともとはこういう寝たきりの高齢者が多い国でした。しかし施設を新設したり改築したりして、高齢者の「生活の場」を作るような方針に転換しました（エーデル改革）。その結果、20年で高齢者医療の風景は一変しました。人口あたりの病床数も5分の1ほどまで激減したのです[*5]。

## 夕張に学ぶ三つのこと

医師法第一条には、こう書いてあります。

「医師は、医療及び保健指導を掌ることによつて公衆衛生の向上及び増進に寄与し、もつて国民の健康な生活を確保するものとする」

一言で言えば、最後に書いてある「もつて国民の健康な生活を確保する」ことが医師の使命なのです。最初に書いてある「医療」も「保健指導」も、「公衆衛生の向上」も、すべてはそのための道具です。手術も入院も予防も検査も、それ自体は医療の目的ではありません。

みなが元気になるために医療技術を使い、保健指導をおこない、しっかり話し合って、「健康な生活を確保する」ことが医師の仕事です。

もちろん人間は必ず死ぬのですから、肉体的な健康には限界があります。とくに高齢の方々においては。ただ、それでも気持ちの上では最後まで健康でいられるかもしれません。また家族や近所の人々とのつき合いなど、人とのつながりという社会的な面での健康は、最後まで維持できるかもしれません。

こうした原点に立ち返って医療のこれからを考えるとき、夕張での経験から学べることはたくさんあります。とくに次の三つのポイントに絞ってお伝えすることで、この章のまとめとします。

## ①きずな貯金

農村のような伝統的な土地ではない夕張市のおじいちゃん・おばあちゃんたちは、それでも「夕張を離れたくない」と言います。夕張で暮らす元炭鉱夫・元町内会長で95歳（当時）のＡさんは、「２０００万円積まれても、夕張を出たくない。俺はここから離れない」と私に語ったことがあります。

どうして離れたくないのでしょうか。その答えとなるのが、おそらく長年をかけて地域住民同士で信頼関係を築き、地域にきずなを貯め込んできた「きずな貯金」なのだと思います。

「孤独死」という言葉があります。夕張市でも実際、孤独死はけっこうありました。ところが、それに対して「うらやましい」と言った人もいます。そう言った人にとっての「孤独」の意味は、私の印象では、「ひとりぼっちで寂しい」といった普通に使われる意味とは少し違っていると感じました。

孤独死はつい「死」のほうに注目しがちですが、実はそれにもまして「孤独」のほうにこそ注目すべきなのではないでしょうか。たしかに独居の人が突然亡くなったら、「孤独死」のように見えます。しかし、それまでの生活が「ひとりぼっちで寂しい」ものではなく、地域の人々と楽しく関わりながらの暮らしで、その末にコロッと逝けたのであれば、一人で死ぬことは決して忌むべきものではない。それは「うらやましい」と思える死だ、ということです。

都会で話題になる「孤独死」は、「死」という要素よりもむしろ、高齢者がそれまで「ひとりぼっちで寂しく生活していること」にこそ、問題があるのではないでしょうか。

夕張で暮らす高齢者には、私の目から見て明らかに「きずな貯金」をたっぷり貯め込んでいる方々がたくさんいるように思えました。これは夕張が田舎だから「きずな貯金」を貯められた、という話ではありません。この章の初めでも触れた通り、夕張は「都市型」の家族構成を持っているからです。高齢独居世帯は全世帯の4分の1、高齢夫婦世帯も5分の1にのぼります[*6]。

それでも夕張の人々は、地域とのつながりをしっかり保ちながら、「きずな貯金」を上手に蓄えています。親子の「きずな」でもご近所の「きずな」でも、しっかり蓄えておくと、「孤独死」は減るでしょう。たとえ独居で亡くなったとしても、悲愴感のない、地域のみなで見送るような最期を実現できるのかもしれません。

これからの世の中は、高齢独居がいっそう増えていきます。この夕張のようなきずなの多い社会を作っていくことが大事だと思います。

## ②市民の意識改革

夕張の経験から学べることの二つ目は、「命を受けとめる覚悟」とも言うべきものです。病院閉鎖後も75歳以上の高齢者の人口が一貫して増加したことはすでに述べました。しかもここまで示したデータを通して、結果的に市民は健康を害さなかったこともおわかりいただけたはずです。その要因には、医療や介護の中身が刷新されたことがあるのと同時に、市民の意識の変化があったと、私自身強く感じています。

端的に述べるなら、それは「病院への依存」から、「命を受けとめる覚悟」への、意識の変化です。「人事を尽くして天命を待つ」覚悟、とも言えます。多くの人は病院はあって当然だと思っています。そのため「大事をとって入院しましょう」「念のため、一晩でも入院しましょう」と医者に言われたら、本人も家族も入院したほうが安心だと思ってしまうのです。

しかし、繰り返しになりますが、人間の老化現象の時計の針はどんなに医療が発達しても戻せないことがほとんどです。人間は100％死ぬのです。そこの覚悟ができていないと、そしてそこに依存できる環境がある限り、いくらでも医療に依存していってしまいます。それがご本人の思いかどうかにかかわらず。

しかし夕張の人たちは、その医療が本当に自分の人生の最後の時間にふさわしいものなのか、考える機会を持つことができました。地域を離れてまで、「きずな貯金」を捨ててまで、管だらけになってまで、ご飯が食べられなくなってまで、病院にいることが自分の人生の最後の姿にふさわしいのか。そして、自宅や地域の「きずな貯金」の中で命を終える、という選択肢と覚悟が徐々に広がっていったのです。

実際に、病院閉鎖後は市内で胃ろう、気管切開、人工呼吸器装着、膀胱《ぼうこう》ろう、腹水・胸水の管理の数がほぼゼロになりました。

夕張で出会ったおじいちゃん・おばあちゃんたちの多くが生き生きしていた背景には、こういう覚悟があったと思っています。

### ③生活を支える医療・介護（プライマリ・ケア）

夕張の、とくに「老衰の割合」のデータを通してわかっていただけたと思いますが、超高齢化が進むこれからの日本にとって本当に整備が必要なのは、最先端の「治す医療」にもまして「生活を支える医療・介護」です。

もちろん、最低でも県に一つや二つはすべての救急に対応できる大きな高度医療・3次救急病院は必要です。大きな県や大都市圏はもちろんもっと多く必要でしょう。そこへのアクセスのための救急ヘリの整備も必要でしょう（日本では夜間の救急ヘリ飛行が制限されていますが、アメリカでは飛んでいますので、法整備次第で24時間の救急ヘリ体制も可能なのです）。

しかし、前述の通り、医師が少数しかいない中小病院が乱立している状況は、医療資源の適正配分という意味でも、市民の真の安全・安心という意味でも望ましいものとは思えません。また、そうした病院があることでかえって病床を埋める入院医療に拍車がかかってしまい、真の「生活を支える医療」が進んでいかない、というジレンマもあります。

本当の治療が必要なときには地域の高度医療の病院に搬送することはあっても、それ以外の多くのケースを、少しの病床と施設、在宅医療、訪問看護、訪問介護などの在宅サービス、各種公的サービスで支え、ご本人の思い通りに、しかも家族が疲弊しないように工夫する……。超高齢社会でみなが生き生きとするためにはこれらのことが最も必要なのです。

欧米には日本の4分の1しか病床がありません。しかし、その代わりにプライマリ・ケア（第3章「スウェーデン」「イギリス」の項、参照）があります。

日本では専門の「プライマリ・ケア医」が少ないため、探すのは大変ですが、在宅医療に重きを置いた医師を探すことで、プライマリ・ケアを大事にした医療に触れられるかもしれません。本来、在宅医療はプライマリ・ケアの一部に過ぎないのですが、現時点では日本の医療界で最もその精神を受け継いでいる分野の一つだからです。

・在宅患者は基本的に複数の疾患を抱えていることが多いので、医師の総合診療的な能力が問われる

**図5-10 医療職と介護職の連携チーム**

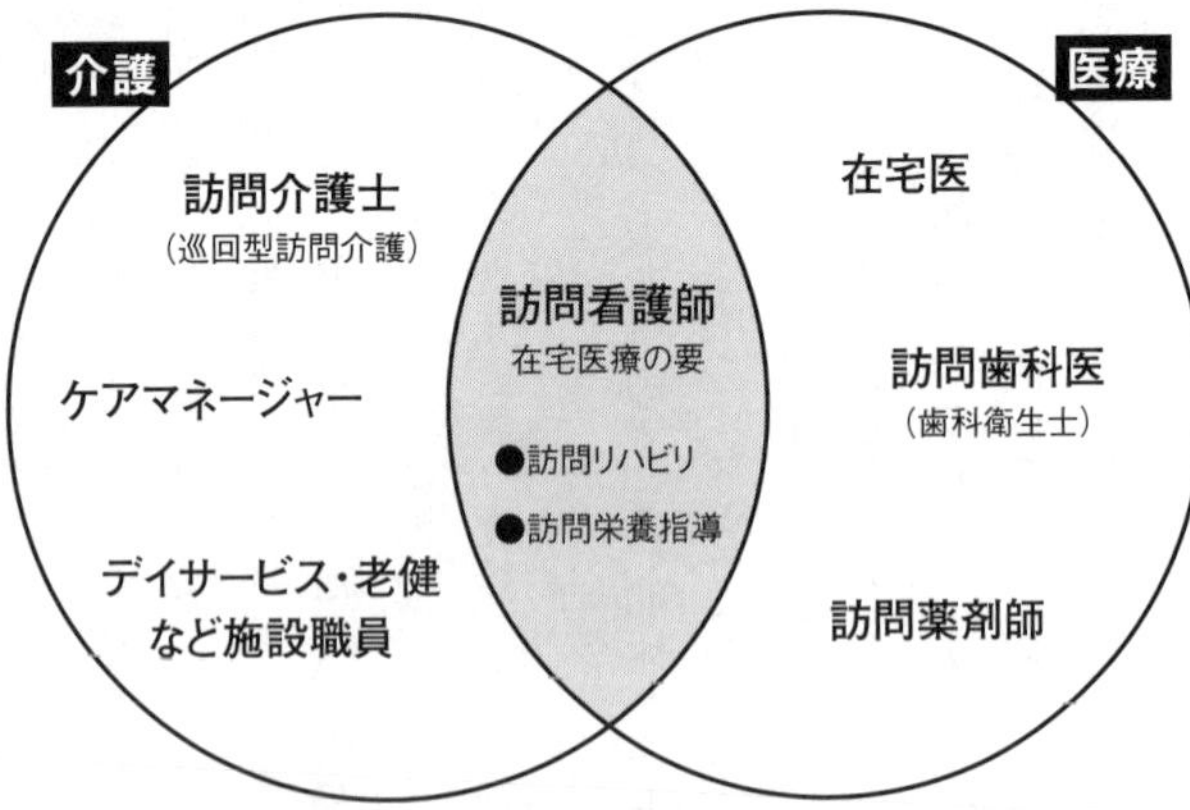


・在宅患者は「自宅で最期まで」を希望することも多いため、病気を治す医療ではなく、最期まで「本人中心」の生活を支える医療を提供できるかどうかが問われる

在宅医療は、こういう分野の医療です。また、在宅医は自宅で診察していて、もし何か問題があれば総合病院の高度医療につないでくれます。多くの在宅医は外来診療もしていますので、「かかりつけ医」として、元気なうちから外来診療もしてくれるでしょう。

こういう医師、こういう医療が家族や地域の健康を守ってくれていたら、地域の方々も本当に安心できるのではないでしょうか。高齢社会、ひいては日本の医療におけるプライマリ・ケアの重要さも、夕張モデルを通して私たちが学ぶべき大事な事柄です。

＊1―総務省：住民基本台帳に基づく人口、人口動態及び世帯数（平成30年1月1日現在）

＊2―総務省：国勢調査

＊3―厚生労働省：平成30年（２０１８）人口動態統計月報年計（概数）の概況

＊4―総務省消防庁『平成30年版　消防白書』

＊5―OECD Data：Hospital beds (2019)

＊6―総務省：国勢調査

終章

# 医療に私たちの人生を明け渡さないために

## 感染症を克服し「病院の世紀」が始まる

「世界一多い病床を持つ日本の医療が、私たちの健康と幸福につながっているとは思えない」

私が長年抱いていた思いは、今回の新型コロナのパンデミックによっても再確認されました。医療が健康や幸福に直結しない背景には、日本の医療が抱える根深い問題があります。そうした問題が現代を生きる私たちにさまざまな誤解を生んでいることを、折に触れてデータを示しながら、ここまで見てきました。

どういう過程を辿って、日本の医療は現在のような姿を現すに至ったのでしょうか。終章では、その過程を俯瞰して振り返った上で、コロナ禍での経験・考察も交えつつ「誰もが幸せに生き、死んでいけるための医療」について考えたいと思います。

まずは、日本における医学の流れを大まかに把握してみましょう。

かなり昔の話になりますが、そもそも江戸時代以前は「医師の資格」に国の介入はなく、ほぼすべて自由だったようです。当然、現在の大学の医学部教育や医師国家試験のようなものはありません。医師（当時はほぼすべて漢方医）に弟子入りして修業し、そこで師匠から許可が出れば医師になれる（何をもって許可が出るかも流派によって曖昧？）という世界でした。

現代と比べれば医療技術が格段に乏しいこともあり、江戸時代の市民がそもそも医療に大きな期待を寄せていなかったことの現れであるような気もします。

明治時代になり、大きな変化が訪れます。医師のほとんどは漢方医から西洋医学の医師に替わり、医師国家試験によって医師の質が担保（標準化？）されるようになります。同時に、医学は技術的にも急成長します。

２０６ページのグラフでもわかるように、左半分の時期、つまり明治・大正・昭和初期までは、死因の上位は結核・肺炎・胃腸炎（腸チフス・赤痢など）の感染症が大半を占めています。当時、多くの日本人は感染症によって命を落としていたのです。

この状況を一変させたのが、「抗生剤」です。抗生剤によって、感染症の多くが克服可能な病気になりました。結核は不治の病ではなくなり、胃腸炎（いまで言うノロウイルスの感染など）で命を落とす人はほとんどいなくなりました。もちろんこの変化には抗生剤だけでなく、ワクチンの普及や清潔な衛生環境の整備も大きく影響しています。

さらに医学は、「外科手術」という技術も手に入れました。病巣を外科的に切り取ることによって多くの病気を治すことができるようになったわけです。

私も20代の頃に虫垂炎（いわゆる盲腸）で七転八倒していたところを、救急病院での緊急手術によって救ってもらった経験があります。この盲腸の手術も、江戸時代にはありませんでした。ですので、昔は盲腸ですら不治の病になり得ました。命を落とした人もかなりいたはずで

**主要死因の推移**

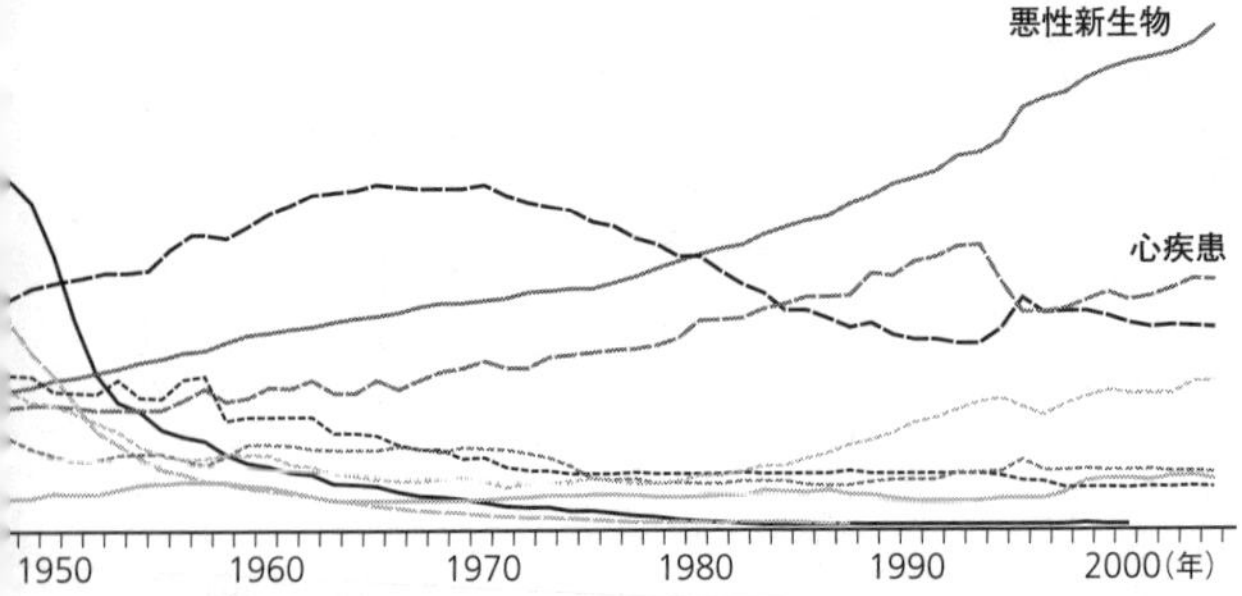


出典：厚生労働省「人口動態統計特殊報告　人口動態保健所・市区町村別統計」をもとに著者作成

す（私のケースも江戸時代だったら死んでいたかもしれません）。現在の日本では「盲腸で死ぬ」ことなどまずありませんから、隔世の感があります。

こうした「現代医学の大躍進」によって、「医師を筆頭とする医療業界」は国民から絶大な信頼を得るようになっていきます。この絶大な信頼をもとに「病院の世紀」が形成されていくことになるのです。[*1]

## 宗教になった医療

「病院の世紀」においては、「医療」が日本人の誰もが唯一異を唱えられない「宗教」になった、とも言えます。感染症克服や外科手術の進歩などの輝かしい事実が、医療を神格化させた面があるということです。

## 図6-1 日本人の

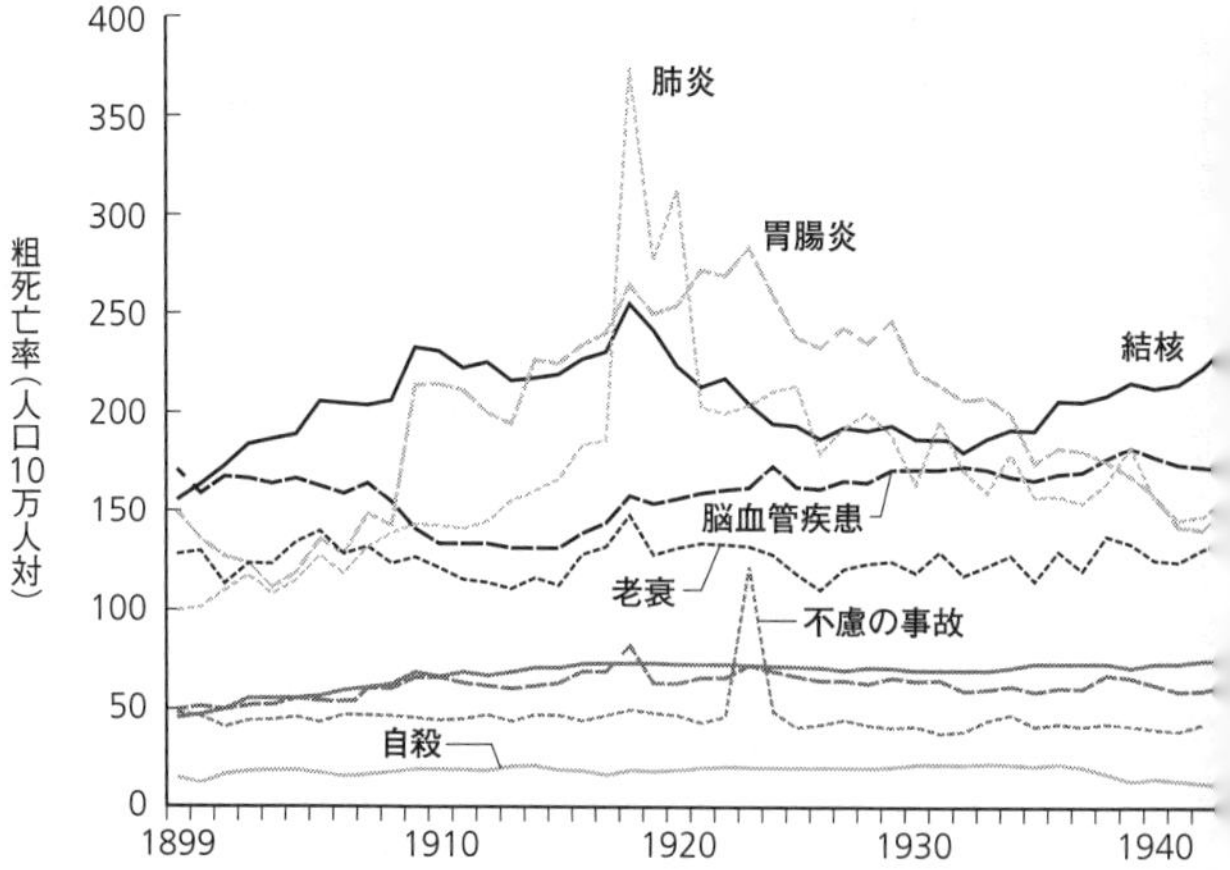


もし医療が宗教だとするなら、病院は教会・寺院でしょうか。医師は神父や牧師・僧侶なのでしょうか。医学は神になったのでしょうか。

たしかに、この時代に医療は高度な進歩を遂げ、多くの病気を克服しました。しかし一方では、医療があまりに専門化しすぎたため人々が自分の体の状況判断について専門家である「医師」に「お任せする」ことが当たり前になった時代でもあります。たとえば中世ヨーロッパのカトリック教会がそうだったように、みなが病院に心理的に依存するようになりました。

こうした状況は、病院と国民の関係を大きく変えていきます。それまではほとんどの日本人が畳の上で家族に看取られて亡くなっていました。しかし１９７０年代を境に病院死の割合が在宅死を上回り、ついには大多数の日本人が病院で治療の末に死を迎える時代に突入します。[*2]

## 「医療の需要が減る」転換点のはずが……

こうした変化の過程で、「病院の世紀」は次第に矛盾を抱えていきます。というのは、これだけ絶大な信頼を得た医療が、実はその得意分野である「感染症」を克服したことで、逆に自らの活躍の場を限定することになったからです。

日本人の死因上位から「感染症」が大きく後退した後、上位にのぼったのは、「悪性新生物（がん）」「脳血管疾患」「心疾患」「（加齢に伴う）肺炎」などです（前掲グラフ）。これらはたとえ現在の最先端医学の力をもってしても、「完全には治らない病気」「長く付き合っていくべき病気」「加齢に伴って自然に増えてしまう病気」です。

しかも患者の大半は高齢者で、複数の疾患を抱えた方々です。現在の高齢者は、1週間の抗生剤投与や1回の外科手術で治るとは言い難い「慢性疾患」を一つひとつ獲得しながら歳を重ね、長い療養の後にやがて死を迎えるのです。

このような段階の方々に対しては、これまでのような「治す」医療の出番はあまりありません。少なくとも「感染症」の克服で大活躍したあの黄金時代のような医療の出番はないのです。

これが、「病院の世紀」が変質する大きな要因となりました。

このとき、「治す」医療の出番があまりない高齢者が増える日本のような「超高齢社会」では、「医療の需要が減る」ことが、あってよかったのだと思います。

もちろんそうなるためには、市民意識の醸成やプライマリ・ケア医の養成など、複合的な課題が山積みです。しかし第5章で述べたように、私がいた夕張では現に医療費が減り、救急出動件数も半減しました。第4章「病床を減らしながら平均寿命を延ばしてきた世界の国々」で見たように、世界の先進各国が病床を減らし続けてきたことには、こうした背景があるのかもしれません。日本も本来ならできないことではないはずです。

しかし現実はそうはなりませんでした。高齢者をターゲットとすることで、医療はその支配力を強めつつあります。そしてそこに登場したのが新たな感染症である新型コロナです。

## 私たちが見てこなかった、軽視してきた、たくさんの死

「人間の死亡率は100％」。私の医者としての経験上、それはおそらく間違いありません。人間は必ず死にます。

新型コロナウイルスによる肺炎だけでなく、インフルエンザでも普通の肺炎でも、がんでも心筋梗塞でも、原因は無数にありますが、人は死にます。冬季の流行中は毎日100人ほど、

年間で最大約1万人の日本人がインフルエンザ、もしくはそれに起因するさまざまな病態（インフルエンザ超過死亡と言います）で死んでいます。[*3]

交通事故で３０００～５０００人、インフルエンザで1万人、自殺で2万～3万人の日本人が毎年死んでいます。ちなみに今回大騒ぎになった新型コロナウイルス肺炎は、この世に登場してから通算でまだ千数百人しか日本人の命を奪っていません。もちろんまだ増える可能性はありますが、自殺のレベルにまで達するかは疑問です。

そういう意味では、致死率が80～90％にのぼるエボラ出血熱などとは基本的にまったく違う感染症だと言っていいでしょう。当初から言われている通り、コロナ感染者の8割は軽症もしくは無症状です。残りの2割は入院が必要、そのうちのわずかの人が死に至ります。致死率はインフルエンザより高いとも言われますが（これも分母の感染者数が検査数に大きく依存するので、本当は議論が分かれるところです）、死亡者の大半は高齢者や基礎疾患のある人たちです。

こういう言い方で話を進めていくと、必ずこう反論されます。「高齢者は死ねというのか？」と。

しかしそれは違います。私が言いたいのは、「高齢者は死ぬ」ということです。いや、より正確に言うならば、先程から述べている通り、「人は死ぬ」ということです。

こんなことを言ってしまう私は冷酷なのでしょうか。人の死を数字で語る私は、非人間的な医師なのでしょうか。たしかにそうかもしれません。ただ、これだけは言っておきたいのです。

私は新型コロナで亡くなられたタレントの志村けんさんの人生を昔から知っていた分、深く悲しみました。しかしそれと同じくらい、インフルエンザや肺炎やがんで亡くなった多くの市井の人たちの人生に寄り添い、悲しみを共有し、そして見送ってきました。

インフルエンザで亡くなられる人が毎日100人もいる事実を、私たちはこれまで少しでも深く考えたことがあったでしょうか？　いままで多くの人が見てこなかった、あるいは知っていたとしても無視あるいは軽視してきたたくさんの死に、私は向き合ってきました。

志村けんさんの人生の物語を知っている人はとても多い。だから日本中が悲しみに包まれ「コロナ憎し」という空気ができあがりました。しかし彼と同じように、これまでインフルエンザや肺炎や自殺で亡くなった何万という人たちにも、一人ひとり、それぞれに人生の物語はありました。

私に言わせれば、これまで高齢者医療にも終末期医療にも自殺問題にも、ほとんど見向きもしなかった人たちが、コロナ禍で自分や家族の命が脅かされそうになって初めて大騒ぎしている姿のほうが、よほど冷酷に映るのです。

## 高齢者の「収容所」と化した病院・施設

本当に残念なことですが、人はふとしたことで命を落とすものです。これだけ医学が進歩した時代にあっても、助けられない命は無数にあります。

もちろん、助けられる命は全力で助けることが医療であり、医師です。しかしそれでも、リスクは決してゼロにはなりません。なぜなら、繰り返しますが人は必ず死ぬからです。むしろ、第2章「人はウイルスとは戦えない」で述べたように、リスクゼロを追求すべきではない、と言ってもいいでしょう。

リスクをゼロにしようとする医療側の真摯な努力が、逆に諸々の弊害をもたらしてしまうことは、本書をここまで読まれた方にも容易に想像できるはずです。

医療によるゼロリスク追求が社会にもたらしてきた弊害で最大のものは、やはり「高齢者」に対する医療でしょう。

批判を恐れず率直に言えば、高齢者医療の現場である病院・施設は「ゼロリスク神話」による管理・支配によって、高齢者の収容所になりつつあります。

誰しも高齢になれば自然に足腰も衰えます。転倒を避けるためには「歩くな」が一番の予防策です。そのため高齢者が入院する病院ではいま、ベッドに柵が張られていることが多いのです。トイレに行きたいときは看護師を呼んで車椅子で移動することを強いられます。すると筋力・体力は急速に落ちていきます。そうして寝たきりになり、排泄はおむつになります。
また、誰しも高齢になれば飲み込む力が落ちるので、食べては誤嚥し、肺炎を発症します。誤嚥性肺炎を予防するには「食べるな」が一番の策です。そのため高齢者が入院する病院・施設では、鼻から胃袋まで管を入れられたり、胃ろう造設されたりした高齢者が数多く存在します。

こうして高齢者は入院・入所した途端に行動を制限され寝たきりになっていきます。世間や医療のゼロリスク神話はいともたやすく高齢者の生活を奪ってしまいます。リスクを恐れるあまり、多くの高齢者はいま「カゴの中の鳥」になっているのです。

こうした傾向は、今回のコロナ禍で確実に深刻化しています。コロナ感染予防のため完全に他者をシャットアウトした病院や高齢者施設も数多くあり、家族でさえ面会が困難な状況です。そしてその状況に至るまでの道程の片棒を担いだのは、もっと言えば「先導」したのは、私を含む医療従事者です。

## 「命を守る」という名のもとの恐怖支配

「命を守る」「○○しないと死ぬ」という恐怖のメッセージは、医療側が想像する以上に効果的でした。この恐怖のメッセージは、高齢者医療から新型コロナウイルス感染予防へと場を移し、猛威を発揮し始めています。

中国ではスマホの位置情報で個人の行動が管理されています。韓国でもスマホの位置情報で感染者との接触情報が管理されていると言います。そして日本でもこの動きは少しずつ進展しています。医療が喧伝する死の恐怖は、まるで人々を徐々にカゴの中へ誘っているかのようです。

もちろん、一人ひとりの真面目な医療者は「医療による恐怖で世界を支配する」などということを、かけらも思っていないでしょう。しかし、今回のコロナ禍は「医療的な恐怖で世界を動かせる」ことを図らずも証明してしまったところがあるのです。

いま私たちは、新型コロナを理由に、これまで人類が何百年もかけて一つずつ獲得してきた様々な社会的な権利を、一時的にとはいえむしり取られるという前代未聞の体験をしています。医療がまるで、「命を守る」という殺し文句だけで、これまで誰も持ち得なかった「人権さえも制限できる巨大な力」を持ってしまったかのようです。

死はいつも身近にあるものです。新型コロナウイルス肺炎だけでなく、インフルエンザでも普通の肺炎でも、がんでも心筋梗塞でも交通事故でも、人は死にます。世界に目を向ければ、３大感染症（結核・マラリア・ＨＩＶ）で１日７０００人もの人が亡くなっています。[*4]

自動車製造を止めれば、世界中で交通事故で死ぬ年間約１００万人の命を救えたはずです。

しかし私たちは歴史の過程で、決してその選択をとりませんでした。それは自動車があることで得られる圧倒的な利益と、その代わりに失うもののバランスを無意識のうちに勘案していたからでしょう。意識するかしないかにかかわらず、私たちはリスクと共存し、それを許容して生きてきたのです。

新型コロナによる恐怖と医療従事者による「ゼロリスク」の先導は、世界中の経済を止め、生活を破壊し、人々は自らカゴの中に入ろうとしているように見えます。そして近い未来、医療が持つに至った壮大な力を巧みに利用する巨大な権力が現れるかもしれません。

それでは得るものに比べて失うものが大きすぎはしないでしょうか。バランスが圧倒的に悪すぎはしないでしょうか。

## 人は家畜になっても生き残る道を選ぶのか

「人は家畜になっても生き残る道を選ぶのか」

緊急事態宣言下、友人から発せられたこの言葉を聞き、私はすべての思考がストップし、友人との会話中でなければ泣いてしまったかもしれないくらい、心をかき乱されました。

それは、私が感じていた「この国の人々と医療の世界に蔓延するモヤモヤ」を言い当てられたからだと思います。

自分が何をモヤモヤと感じていたのか、なぜ友人の言葉にそんなに衝撃を受けたのか。それを自分なりに言葉にしたいと思ったことが、本書執筆のきっかけになりました。

そして本書を終えるいま、もう一度言いたいのは

「人は必ず死ぬ」

ということです。とても残念なことですが。

だから、高齢者がますます増える時代の医療では、「治す」だけでなく、必ず死にゆく人々の生活を、肉体的だけでなく精神的にも社会的にも、最後まで「支える」「寄り添う」ことが重要になってきます。

政治も医師も市民も、そこに立ち戻ることが、日本の医療を、「人を幸せにする医療」に建て直すための第一歩なのだと思います。

---

＊1―猪飼周平『病院の世紀の理論』有斐閣、2010

＊2―内閣府『平成24年版 高齢社会白書』

＊3―逢見憲一・丸井英二：わが国における第二次世界大戦後のインフルエンザによる超過死亡の推定、「日本公衆衛生雑誌」2011年58巻10号

＊4―グローバルファンド日本委員会：三大感染症を知る

# おわりに

まずは、ここまでお読みいただきましたことに、心から感謝の意を表したいと思います。本当にありがとうございました。

さてみなさん、本書を読み終わったいま、新型コロナにまつわる諸問題だけでなく、より大きな「日本の医療の不都合な真実」は見えたでしょうか？

医療・介護だけでなく、社会全体の見え方が、いままでとは変わったでしょうか？

そうであってほしいと願って筆を進めてきましたが、私が10年以上かけて経験し、調査し、考えてきたことをすべて盛り込んだため、内容が煩雑だと思う方もいるかもしれません。不明な点があれば、私のツイッター（@MNHR_Labo）やウェブサイト「南日本ヘルスリサーチラボ」ほか、何らかの形でどうぞご質問ください。できるかぎり真摯にお答えしたいと思っています。

また、本書を執筆したのは２０２０年７月から８月にかけてで、出版されるのは９月。執筆時点での最新のデータに基づいていますが、今後、事態がどう変化するかはわかりません。

そこは正直に申し上げて不安なところではあるのですが、今後も大きなトレンドは変わらない、少なくとも、今後の日本に「欧米並み」のコロナ被害が来襲することはまずないと予測するのが妥当だと私は考えています。

それが正しいのかそうでないのか。その点は、読者のみなさんのご判断に委ねます。

ただ、「はじめに」で書いたことの繰り返しになりますが、本書で私が大切にしてきたのは、個々の予測が正しいかどうかということ以上に、「新型コロナ及びその他医療業界全体のさまざまなデータを事実としてしっかり認識し、それらをマクロな視点で評価・分析すること」です。それをみなさんに少しでもお伝えできたのであれば、こんなに嬉しいことはありません。

スウェーデンでは、今年の夏のバカンスは例年通りだったそうです。ある程度のソーシャルディスタンスは維持しながらも、町中でマスクをしている人は皆無だといいます。

「新しい感染症で高齢者を中心に被害が出たのは悲しいことだが、感染症とはそういうもの。それ以上でもそれ以下でもない。いつ来るかわからない次の感染症に怯えていても仕方がない。次回に生かせる教訓も得たのだから、いまはいまで、できるかぎり通常の生活を営もう」という空気なのではないでしょうか。

その基礎にあるのは、情報公開の手間を惜しまない政府と自分の頭で考えてしっかりと議論ができる国民との間の信頼関係、医療を「公」として柔軟に活用できる医療システム、さらには、「残念だけれど人は、特に高齢者は必ず死ぬ（だからリスクゼロを求めて生活を犠牲にするより、しっかりと人生を楽しもう）」という、国民のコンセンサスとなった死生観なのだと思います。


私がかつて勤務した夕張でも、現在医師として仕事をしている鹿児島でも、それは同じです。一人ひとりのおじいちゃん・おばあちゃんと、お互いに腹を割って、医師としてではなく一人の人間として対峙すれば、みな「難しいかもしれないけど、最後まで家にいたい」と言います。

その裏には、「人間はいつか死ぬのだから、それまでは誰からの制約も受けずに好きに生きていたい」という思いがあります。新型コロナの感染リスクをゼロにしようとして、この願いを奪うのが医療の仕事であってはならないと思います。

お看取りのとき、その後の葬儀のときなど、手を合わせながら私はいつもこんなことを思います。これからも同じ思いで、地域の人たちの人生を、「ほんの少しの医療」で支えていきたいと思います。

「あなたの人生に関わらせていただけて本当に嬉しかったです。ありがとうございました。私もいつか必ずそちらへ行きますので待っていてくださいね」

最後に、この本を執筆するにあたって企画から文章の細部まで伴走していただいた幻冬舎第一編集局の小木田順子氏とライターの佐藤美奈子氏、そして最後までお読みくださったみなさんに深く感謝の意を表し、筆をおきたいと思います。ありがとうございました。

２０２０年8月最後の日に

森田洋之

## 著者略歴


### 森田洋之《もりたひろゆき》

一九七一年横浜生まれ。医師、南日本ヘルスリサーチラボ代表。
鹿児島医療介護塾まちづくり部長、日本内科学会認定内科医、
プライマリ・ケア指導医、元鹿児島県参与（地方創生担当）。
一橋大学経済学部卒業後、宮崎医科大学医学部入学。
宮崎県内で研修を修了し、二〇〇九年より北海道夕張市立診療所に勤務。
同診療所所長を経て、鹿児島県で研究・執筆・診療を中心に活動。
専門は在宅医療・地域医療・医療政策など。
二〇二〇年、鹿児島県南九州市に、ひらやまのクリニックを開業。
医療と介護の新たな連携スタイルを構築している。
著書に『破綻からの奇蹟』（南日本ヘルスリサーチラボ）、
『医療経済の嘘』（ポプラ新書）がある。

幻冬舎新書 600

# 日本の医療の不都合な真実

## コロナ禍で見えた「世界最高レベルの医療」の裏側

二〇二〇年九月三十日　第一刷発行

著者　森田洋之
発行人　志儀保博
編集人　小木田順子

発行所　株式会社　幻冬舎
〒一五一―〇〇五一　東京都渋谷区千駄ヶ谷四―九―七
電話　〇三―五四一一―六二一一（編集）
〇三―五四一一―六二二二（営業）
振替　〇〇一二〇―八―七六七六四三

ブックデザイン　鈴木成一デザイン室
印刷・製本所　株式会社　光邦

GENTOSHA

検印廃止

Printed in Japan　ISBN978-4-344-98602-2 C0295
も-13-1

幻冬舎ホームページアドレス https://www.gentosha.co.jp/
＊この本に関するご意見・ご感想をメールでお寄せいただく場合は、comment@gentosha.co.jp まで。